古醫籍稀見版本影印存真文庫

小兒推拿直錄

清·錢懷村 輯

中醫古籍出版社
Publishing House of Ancient Chinese Medical Books

圖書在版編目（CIP）數據

小兒推拿直録 /（清）錢櫰村輯．—北京：中醫古籍出版社，2016.4（2022.9 重印）

（古醫籍稀見版本影印存真文庫）

ISBN 978-7-5152-1001-8

Ⅰ．①小… Ⅱ．①錢… Ⅲ．①小兒疾病－推拿 Ⅳ．① R244.1

中國版本圖書館 CIP 數據核字（2015）第 268660 號

古醫籍稀見版本影印存真文庫

小兒推拿直録　清・錢櫰村　輯

責任編輯　孫志波

封面設計　張雅娣

出版發行　中醫古籍出版社

社　　址　北京市東城區東直門内南小街 16 號（100700）

電　　話　010-64089446（總編室）010-64002949（發行部）

網　　址　www.zhongyiguji.com.cn

印　　刷　北京市泰鋭印刷有限責任公司

開　　本　850mm × 1168mm　1/32

印　　張　3.875

字　　數　48 千字

版　　次　2016 年 4 月第 1 版　2022 年 9 月第 2 次印刷

書　　號　ISBN 978-7-5152-1001-8

定　　價　20.00 圓

國家古籍出版
專項經費資助項目

據中國中醫科學院圖書館藏錢氏抄本影印原書無框高二五七毫米寬一四五毫米

出版説明

中醫藥學是中華民族優秀傳統文化的重要組成部分，是我國醫學科學的特色，也是生命科學中具有自主創新優勢的領域。歷代存留下來的中醫典籍是我國寶貴的文化遺産，其承載着中華民族特有的精神價值、思維方法、想象力和創造力，是中醫藥科技進步和創新的源泉。對中醫古籍進行保護與整理，即是保護了我國全部古籍中的一個重要的組成部分。

《古醫籍稀見版本影印存真文庫》在全面調查現存古醫籍版本情况的基礎上，遴選出五十餘種具有較高學術價值、文獻價值的古醫籍，對其稀見的版本進行搶救性地挖掘整理，其内容涵蓋中醫臨床内、外、婦、兒、針灸、五官各科及基礎理論等領域。這些版本多爲亟待搶救的瀕危版本、珍稀版本、孤本、善本，或者曾經流傳但近幾十年來世面上已很難見到的版本，屬於讀者迫切需要掌握的知識載體，具有較大的出版價值。爲方便讀者閱讀與使用，本叢書整理者對所遴選古籍的版本源流及存世狀况進行了考辨，撰寫了提要，簡介了作者生平，評述了著作的學術價值；爲避免在整理過程中出現各種紕漏，最大限度地保留文獻原貌，我社决定採用影印整理出版的方式。

此次所選書目具有兩個特點：一是以學術性和實用性兼顧爲原則，選擇凝結歷代醫藥學家獨到理論精粹及豐富臨床經驗的精品力作，突出臨證實用，并且充分注重各類中醫古籍的覆蓋面，除了喉科之外，其余各類均有涉及；二是選擇稀見版本，影印出版，不僅可以避免目前市場上古籍整理類書籍魚目混雜、貽誤后學之弊，而且能够完整地體現歷史文獻的真實和完整性，爲讀者研習中醫提供真實的第一手資料。該叢書對於保護和利用中醫藥古籍，發揚和傳承中醫藥文化，更好地爲中醫藥科研、臨床、教學服務具有重大的意義。

我社自二十世紀八十年代成立以來，陸續出版了大型系列古籍叢書，影印的有《中醫珍本叢書》《文淵閣四庫全書醫家類》《北京大學圖書館館藏善本醫書》《海外回歸中醫古籍善本集萃》《中醫古籍孤本大全》等，自出版后廣受學界和藏書機構歡迎。實踐證明，以影印爲基礎進行文獻開發，不僅符合學術研究和收藏需要，而且操作性更强，對促進文獻批露意義重大。

在編輯過程中，我們遵循《古醫籍稀見版本影印存真文庫》的編輯規範，進行了嚴格地查重，并查核原書，爲每種圖書制作了新的書名頁，重新編目，讓讀者一目了然。爲了讓讀者真真切切感受古籍的原汁原味，我們對前言和目録均採用繁體竪排形式。需要説明的是，所收珍本中有缺卷或缺頁的情况，由於這些珍本基本上没有復本，我們没有進行配補，僅作了相應的標注，也留下了些許遺憾，敬請廣大讀者諒解。

中醫古籍出版社

二零一五年九月

前言

小兒推拏療法又稱小兒按摩療法，是祖國醫學園地的一支嘉卉，其歷史源遠流長。小兒推拏療法是以中醫理論為指導，應用各種手法作用於小兒機體，以調整藏府氣血功能，達到防治疾病為目的的一門學科，因其療效顯著，適應證廣，操作簡便，又可免去小兒打針服藥之苦，易被小兒接受，因而受到患兒及家長們的歡迎。本書為清人錢櫰村輯錄的小兒推拏專著，不分卷。總論小兒生理特點及病證特點，提出小兒治病，察色觀形為醫家第一要務。對於小兒疾病的診斷，病因病機的闡述，小兒全身各部的位形圖、穴位圖及穴位主治、推拏手法次第、五藏六府經穴及主治、小兒推拏的主要手法，以及急驚等十六種病證的推拏治療等，均有較詳細的介紹。本書文字簡捷，誦之朗朗上口，圖繪甚精，形象生動，便於醫生和家長掌握使用，為兒童衛生保健的良好讀物。

中醫古籍出版社

目録

幼科推拿小引

丁未歲　内父授予幼科推拿書
曰此我親録之秘本也若能留心於
此亦可爲濟世之良方耳及於辛
亥歲余館雪堂袁襟丈處又得

視廣意一編其中圖決推法靡
所不全方知前本之要尚有所未
全也是以重為抄正焉
乾隆癸丑秋九玉峰錢櫰邨書
於寒山館舍

小兒科推拏直録

小兒科論

嘗聞小兒方脉。古人謂之啞科。最難調治。蓋因孩提之輩。難于問症。切脉耳。所以察色觀形。為醫家之先務也。至考小兒病症。胎毒者大半。食傷者小半。外感風寒者十之二三而已。如曰變蒸。如曰驚悸。如曰痘疹。如曰斑爛。如曰發搐。如曰風癎。如曰瘛瘲赤遊。如曰白禿解顱。如曰重舌。如曰木舌。已上諸症。豈非孕母不謹。胎毒之所致乎。夫以兒在胎中。飲母之血。母飢亦飢。母飽亦飽。辛辣適口。胎氣遂熱。情欲動中。胎息即躁。是以嗜欲無節。恣味辛辣者。皆能令子受患也。既生之後。不獲調護之宜。唯以姑息自愛。朞年未滿。輒与酸鹹。甫及過歲。頻食肥甘。病根由此而起。如曰吐瀉。如曰黄疸。如曰腹脹。如曰積疳。如曰腹痛。水腫。如曰瘧痢痰喘。豈非飲食所傷。調養失宜之所致乎。凡為是醫者。臨症之際。既重夫察色。觀形。又當以虎口。三關。脉紋。辨之。然後知小兒之病情輕重。為寔為虛。或用藥治。或用推拏。庶幾功至垂成。而無戕生之罪矣。

仲芳心誠賦

欲保赤子。全仗心誠。口不能言其疾苦。脈難以決其浮沉。外感六淫。風寒火邪。易襲內因諸症。心肝脾藏。為多。（心主驚、肝主風、脾主食積、此論受病大畧）

欲觀氣色。先分部位。左頰為肝屬木。右頰為肺屬金。天庭高為心火之位。承漿低為腎水之區。脾土中央。鼻為通氣。肝青腎黑。木水之色主驚寒。肺白心紅。金火之色為虛熱。土色黃現。痞食症多。（此論面部、五藏、五色、察症之大畧）

欲窮其變。再察五官。鼻雖中央肺竅通。敦重鼻塞。風寒可見。唇雖亦色脾氣應。燥腫生瘡。脾熱自詳。舌乃心苗。紅滑順而乾黑者熱。目為肝竅。赤腫熱而有神者生。胃流注於雙顴。風熱內攻則紅腫。腎開竅于兩耳。腎元萎敗則黑枯。繞耳經絡足少陽。暴聾紅腫。恙生於胆。牙床經絡足陽明。齒遲枯燥。病歸乎腎。此論面部五官病情外見大畧再觀其外。以知其內。紅氣現而熱蒸。青色露而驚悸。如煤之黑兮中惡之因。似橘之黃兮脾虛之謂。白乃疳勞。紫為熱極。青遮口角扁鵲難醫。黑掩太陽盧醫莫治。年壽赤光兮多生濃血。山根青色兮頻見灾危。泄瀉而帶陽者須防。咳嗽而拖藍者可畏。疼痛方殷。面青唇撮眉自蹙。驚風欲發。面赤目直睡多驚。火光燄燄。

外感風寒。白氣浮浮。中藏癖積。乍黃乍白兮。疳熱連綿。又赤又青兮。風邪緊急。察之若精。治之得理。此論面部五色觀其病勢安危之大略鴉聲脉絕魚口。肺絕枉費心神。肉折脾虧。脾絕空勞氣力。氣色頓移。形容變異。氣之則脾冷。土不生金胃虛則滯頤。賁門不約面目虛浮。定腹脹而氣促。肝脾之疾眉毛頻蹙。則肚痛以多啼。蚘出兮。胃絕脾胃將敗。唇冷兮。藏府先虧。苟瞋眩而弗瘳。搐扁鵲而何益。此以形色察其病之吉凶手如數物兮。肝風將發。面若塗朱兮。心火已熾。坐臥愛冷兮。煩熱之攻。伸縮就煖兮。風寒之畏。肚大腳細兮。脾欲困而成疳。瞠目張口兮。勢已危而必斃。弄舌脾熱。解盧骨僁。重舌木舌兮。虛熱積于心脾。哽氣喘氣兮。寔火浮於肝肺。齦宣息露。必是牙疳。哺露丁奚。多緣食積。（此以頭面手足肚腹論其症之所屬）脣乾定作渴。腸鳴必自利。夜啼分為四症。（驚熱心熱寒瘛悞觸是也）變蒸週于一歲。（三十二日為一變六十四日為一蒸共十變五蒸自後再有三大蒸方畢）心熱欲睡而不能。脾虛無時而好睡。病後失音者腎怯。咳嗽失音者肺瘻。肚痛而清水流出者蟲。腹痛而大便痠臭者積。口頻撮而虛寒。（脾病）舌長伸而火熾。（心病）龜胸兮肝火乘于肺膈。（亦云肺火乘于胸膈）龜背兮腎風入乎骨髓。鼻乾黑燥兮。（肺絕）金衰火盛。肚大青筋兮。（脾絕）土弱木強。丹瘤瘡疥。皆胎毒之連綿。吐瀉瘧痢。乃食積之留滯。不能吃乳者。熱在心脾。常欲俯卧者。火蒸脾胃。喜視燈火者。煩熱在心。愛吃泥土者。疳熱在脾。腹痛寒侵。口瘡熱積。臍風忌乎一臘。火丹畏于一週。驚自熱生。癇因痰致。吐瀉而精神好者則危。瘧痢而飲食減者則瘁。驚本心生。風由肝致。搐合左右兮症有順逆。藥分補瀉兮病有虛實。急驚也由于積熱之深。涼瀉偏宜。慢驚也得于大病之後。溫補為先。頭搖目竄氣喘兮（頭搖陽氣絕、目竄肝魂散氣喘肺魄亂）上工莫醫。口噤鼻張氣冷兮（口噤脾胃絕鼻張肺氣絕）靈丹何濟。閉目兮無魂。狂叫兮多祟。不知吞吐者死。反加悶亂者危。此爲關門閉絕且如病則熱起。熱則驚生。或制熱以熱。或攻熱以寒。襁褓未寧兮。但調乃母。匍匐不快兮當固真元。奈何瀉久成痢。積久成痞。瘧久成癖。驚久成癇。未致留連兮。攻之宜速。已見沉疴兮。治之宜緩。腸胃秘結兮。急瀉而兮。氣血虛之兮。宜補而痊。此皆指南之活幼。宜治病于萬全。

此篇爲幼科之總綱。業是醫者。務要熟記在心。其中所論察色觀形之旨。以詳病之根由情勢。尤爲吃緊。蓋以小兒一科。全仗望聞之功。推測治病。所以古云啞科是也。若忽於此。專以湯丸投治。未免多差而多悞。且小兒之氣血未充。腸胃嬌柔。用藥一差。便不可救。非如大方脈之藥不對症。尚可挽回也。

揉兒心前訣

小兒心跳是着嚇。熱而不跳傷風說。凉而目飜是水驚此是入門探疾訣。

進門看生死訣

神仙留下訣。切記不可忘。將兒足中指重折痛無妨。若云哭不出。生魂入鬼鄉。知痛哭聲轉。雖重尤可商。急用推拏訣。切見一炷香。兒命歸陰去。立時又回陽。此是神仙訣。醫師細細詳。

進門看筋訣

揉兒心前訣　進門看生死訣　看筋訣

顖門八字甚非常。筋退三關命必亡。初節乍生有進退。次關若見作凶防。筋赤熱時因膈食。筋青端被水風傷。筋連大指是陰症。筋若生花大不祥。肢軟腹膨傷乳食。筋來白亂是疳傷。二十四筋推早好。如若推遲命必亡。

凡進門。先看男左女右手食指三關脈紋。次將指甲節掐。舌出者叫痛者生。生者將中指望下掐之。如又昏悶者。將足後跟僕參穴以布包咬之。即醒。醒即揉而和之。然後酌用其推拏大法也。

入門看色歌

五行皆在面。吉凶看現形。紅赤心家熱。風生是胆驚。面黃多積滯。唇白主寒侵。傷食紫紅色。吐。瀉年壽青。頬紅驚風至。唇赤煩渴臨。痢疾眉頭皺。熱盛眼昏沉。浮黃是溫瘧。青黑腹痛深。承漿黃色見。嘔吐即来侵。人中點黑色。痢疾命難存。眉間赤熱盛。須防一梦行。

入門聽聲歌

五音由肺出。肺絶哭無聲。氣短喉音濇。多啼心胆驚。嘔吐熱不退。腹痛氣寒侵。重瀉風兼補。氣弱出聲輕。聲顫寒相擊。高喊熱狂深。音急神驚忤。喘從氣不寧。聲噎氣不順。噴涕知風生。咽喉痰作患。

聲响不能清。呵欠精神倦。陰陽溼襍行。噎哽風氣逆。令兒少安寧。哭啼聲不响。必定見閻君。虛寔從此得。存亡在耳鳴。

小兒無病歌

小兒常骵貌。情態自安然。鼻内流清涕。喉中絕没痰。頭如青黛染。唇似點珠鮮。臉如花映竹。額似水中蓮。意同波裡靜。情似月中天。此兒安且吉。無疾病纏綿。

小兒不治歌

白膜遮睛上。紅筋貫眼中。牽抽長握手。强直反如弓。魚口頻舒舌。

雞聲咬齒同。困頓身漸瘦。昏沉勢最凶。要哭全不哭。絕哭又無聲。粘痰喉內响。驚氣腹中鳴。搐搦胸堂突。頭皮似火坑。瘌疾膿多聚。傷寒汗不流。蚘虫吐可慮。黑血瀉頻憂。久瀉精神耗。皮枯渴不休。風聲天柱倒。冷氣喘聲浮。囟腫与囟陷。丹毒遍難收。

補瀉法歌并畵訣

男人補法式◎瀉法式◎女人補法式◎瀉法式◎此推拏不易之法也

補瀉須分寒与熱。左旋為補右為瀉。男左女右上下推。子前午後有分別。十二經中看病源。穴對症真無差失。寒者溫之熱者涼。虛

者補之寔者瀉。不偏不倚謂之中。察其寒熱而為也

穴道字釋

清。用手向上推之為清

推。用手朝上推之為推

退。往下推之為退

補。手掌往手腕推上為補

運。推摩轉之為運

瀉。手腕往手掌推之為瀉

和。一上一下一分一合為和

轉。推摩而轉為之轉

截。用手截住穴道不使血之往来為截

擦。我指一上一下察小兒穴

拏。与截同不用指甲揑穴為拏也

揑。

揉。

剿。

按。

摩。

眉端按指法圖

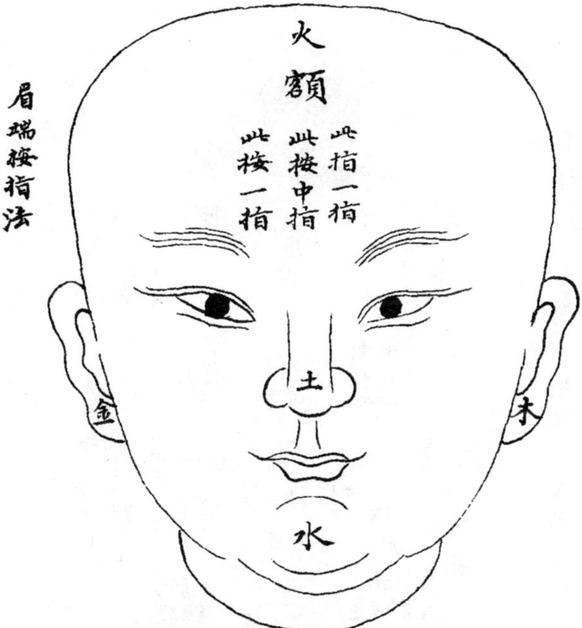

按心鑑云、小兒半歲之際、有病當于額前、眉端髮際之間、以名中食三指曲按之、兒頭在左用右手、在右用左手、食指為上中指為中、名指為下、三指俱熱主感風邪、鼻塞氣粗發熱咳嗽、三指俱冷主外感風寒內傷飲食發熱吐瀉、食中二指熱主上熱下冷、名中二指熱主夾驚之疾、食指熱主胸滿食積、又當參辨脈形而施治也

面部諸位形圖

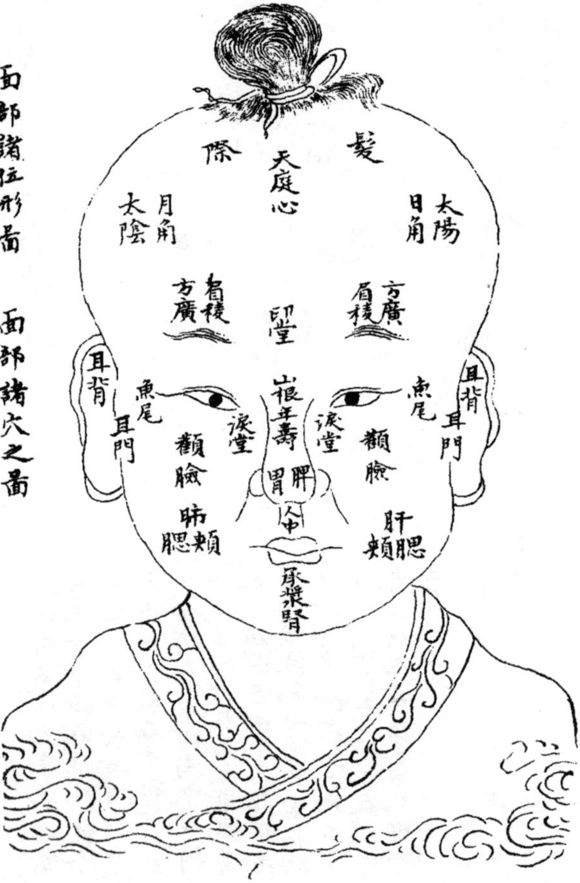

面部諸位形圖

面部諸穴之圖

面部諸穴之圖

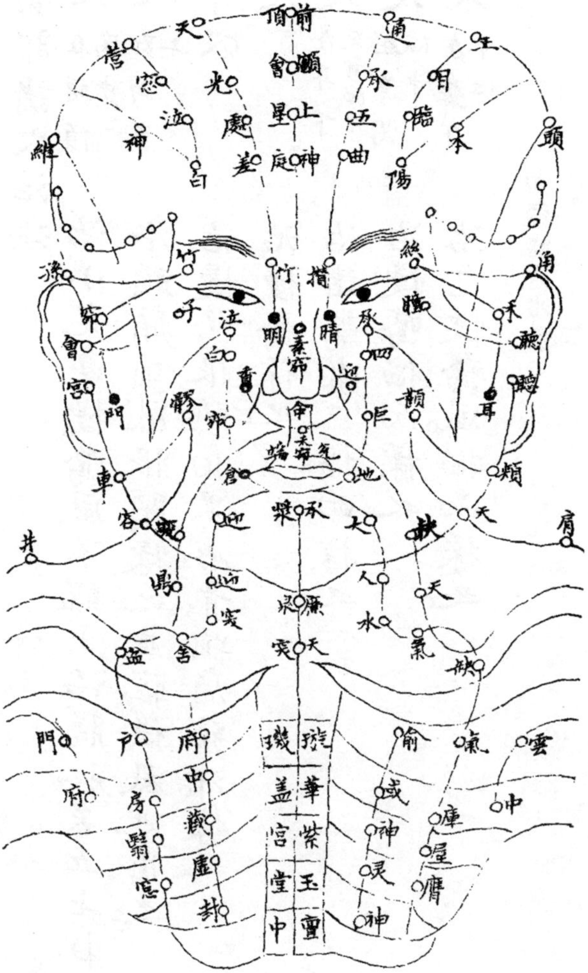

面部諸穴治法

百會穴 在頭頂窩中 治小兒急慢驚風不醒。兼治脫肛。灸五七壯。

攢竹穴 即兩眉上 治頭痛頭風眼閉揉之。並腦後風池用之。

童子窌穴 治慢驚眼閉。面黑唇青。頭痛發汗。揉之。

耳門穴 治慢驚揉之。

夾車穴 在耳下交骨陷中 治諸驚噤口。掐而揉之。

迎香穴 在鼻窩陷中 治慢驚。掐而揉之。

人中穴 在鼻下中心 治急慢驚風。掐而揉之。

承槳穴在唇下中心

治慢驚。掐而揉之。

前身穴道之圖

前身穴道圖

前身穴治法

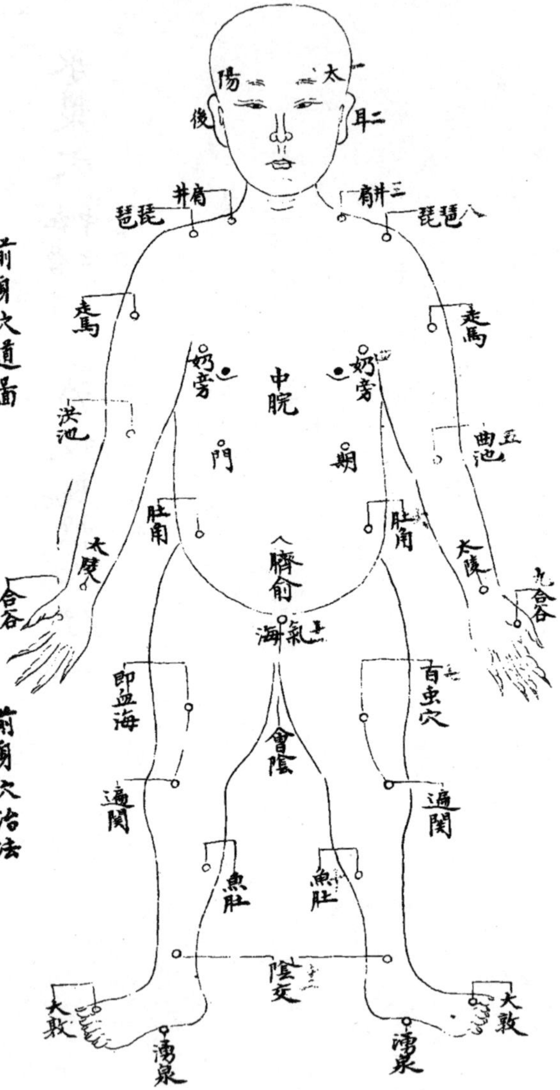

前身諸穴治症法

肩井穴 在肩頭中 治喉閉纏喉吐痰，掐而揉之。

中脘穴 在心窩 治肚痛揉之，泄瀉痢疾泄之。

期門穴 在乳下 治上膈板悶傷食泄之。

臍俞穴 在肚臍四圍 治傷食肚痛瀉痢腫脹，男左女右重揉之。

氣海穴 在腿內側內陷中 治小腸疝氣，往上括之。

太乙仙傳十二大拏法

一拏太陽屬陽明經能醒神。

二拏耳後屬腎經能去風。

三拏肩井穴屬肺經能出汗。
五拏曲池穴屬脾經能去風。
七拏百虫穴屬四肢能止驚。
九拏合谷穴。屬十二經能開關節
十一拏膀光穴屬小腸。

四拏奶旁穴屬胃經能止吐。
六拏肚角穴屬大腸能止瀉。
八拏琵琶穴屬肝經能清神。
十拏魚肚穴。屬小腸能止泄更醒人事。
十二拏陰交穴屬血脈。仝上跌通氣血

大拏歌訣

太陽二穴屬陽明。起手拏之是醒神。耳後穴原從腎管。驚風痰吐一徐行。肩井肺金能出汗。脫肛痔漏亦能醫。及至奶旁尤屬胃。去風止吐力非輕。曲池脾經能定搐。有風有熱便相應。肚角大腸脾胃經。腹痛泄瀉任拏行。下部四肢百虫穴。調和手足止諸經。肩上琵琶肝臟絡。本宮脉熱又清神。合谷穴相連虎口。通関開竅解昏沉。魚肚脚揑抽骨處。醒神止泄少陰經。莫道旁光無火助。兩関秘結要他清。十二三陰交穴內。蹤通氣血自均匀。記得急驚從上取。慢驚必從下面行。此是神仙真妙訣。須教配合要知音。天吊眼唇都望上。琵琶穴去配三陰。先是百虫穴走馬。通関之後降痰行。角弓反張人驚怕。十二經中急早針。肩井夾車旋莫奪。荊湯調水服千金。此法男人從左刺。女人反此從右針。生死入門何處斷。指頭中甲搯知音。此是小兒真秘訣。更将三部看何驚。

左右脚内踝畜

左右脚内踝面

血海穴　治小腸疝氣冒
上風瘡毒痳不可當
望下掐之
鬼眼穴　治痢疾鶴膝風
揑而揉之
陰交穴　治
湧泉穴　治法左轉止吐右轉
止瀉揑而揉之
公孫穴　治小兒寒戰咬牙
揑之
大敦穴　治鷹爪驚揑之
其勢兩手乱舞如鷹
爪之勾物也

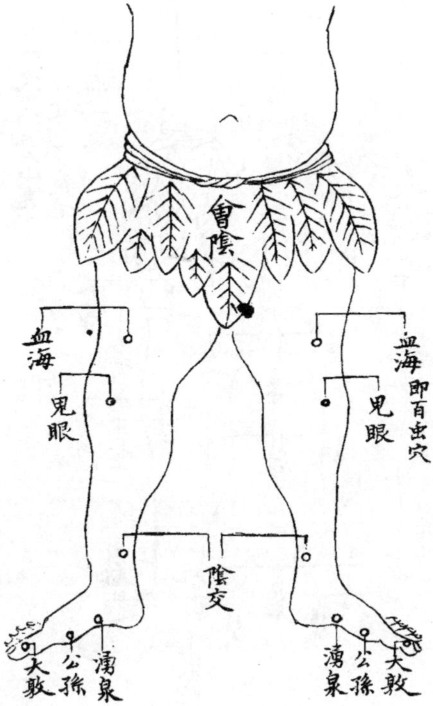

左右脚外踝圖

陰市穴。治大人小兒痰捏之

中臁穴。治急驚風捏而揉之

三里穴。治截瘧捏而揉之

承山穴。治氣吼痰喘大小人通用捏之

委中穴。治腰痛小兒往前跌仆不起捏而揉之

解谿穴。治泄上膈風熱捏之

崑崙穴。治驚掣而邊推捏之

僕參穴。治驚風捏拳閉口咬李穴揉之

金門穴。治大人小兒手足冷、多痰者揉之

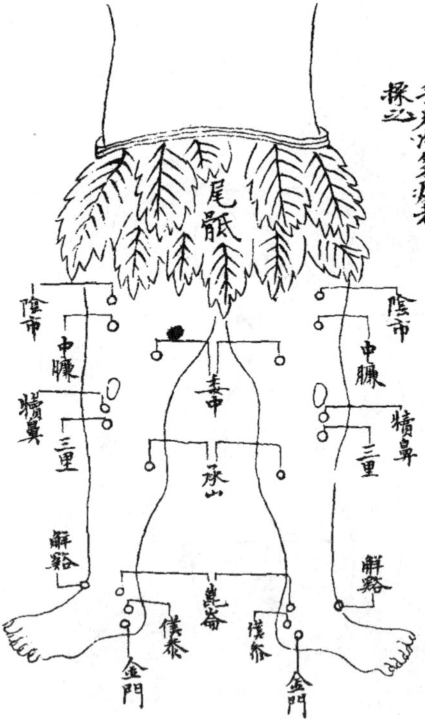

左右脚外踝圖　推拏面部次第

推拏面部次第

一推坎宫。自眉心分過兩傍。二推攢竹。自眉心交互直上。三運太陽。往耳轉為瀉。往眼轉為補。四運耳背高骨。二十四下捏一下。推後捏之。大指並捏。五捏承漿一下。六捏兩頰車一下。七捏兩聽会一下。八捏兩太陽一下。九捏眉心一下。十捏人中一下。再用兩手提小兒兩耳三下。此推拏不易之法也。至推時必似線直行。毋得斜曲。恐動別經而招患也。

其推擦之時。無論頭面手足等穴。必用葱姜煎水一碗。候温。醫者以手用水醮濕。然後推擦諸穴。無有不效也。

推坎宫圖

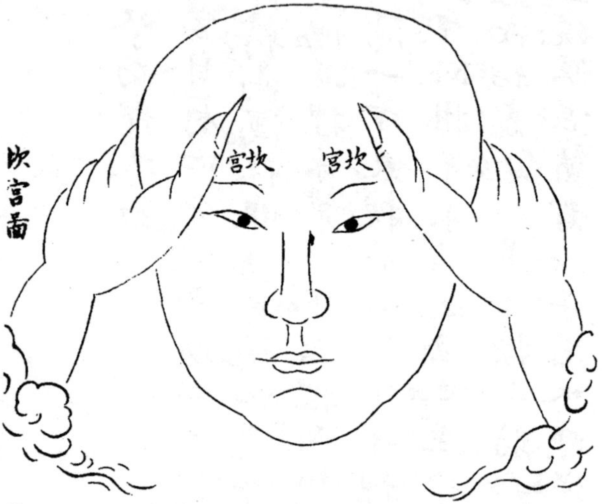

推法

推坎宫者。醫用兩手大指。自小兒眉心。分過兩傍是也。

推攢竹圖

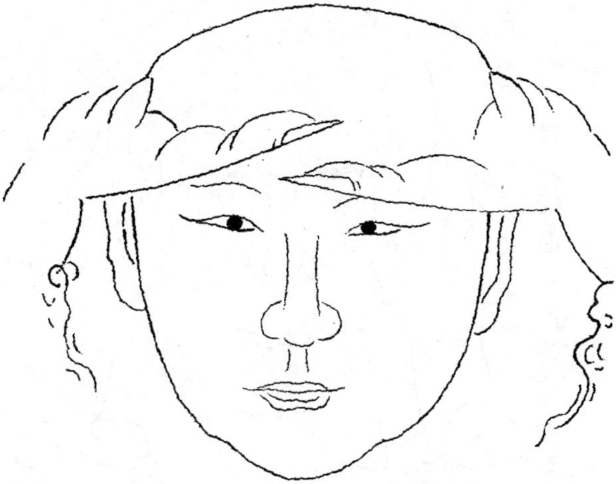

推法

推攢竹者，醫用兩手大指自兒眉心交互往上直推是也。

運太陽圖

運太陽圖　運耳背骨圖

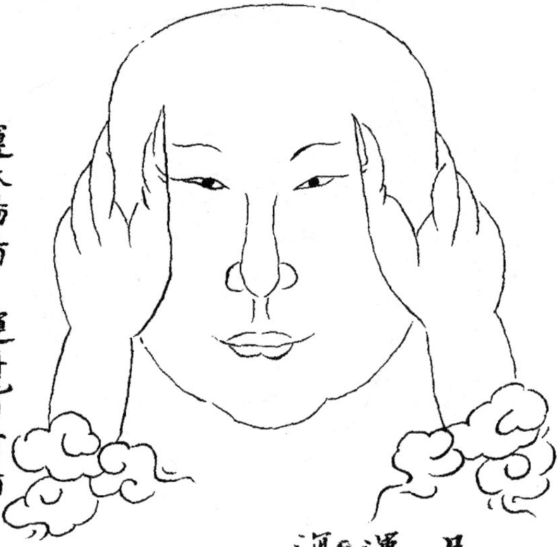

推運法

凡運太陽者。醫用兩大指運小兒太陽。往耳轉者為瀉。往眼轉者為補是也

運耳背骨圖

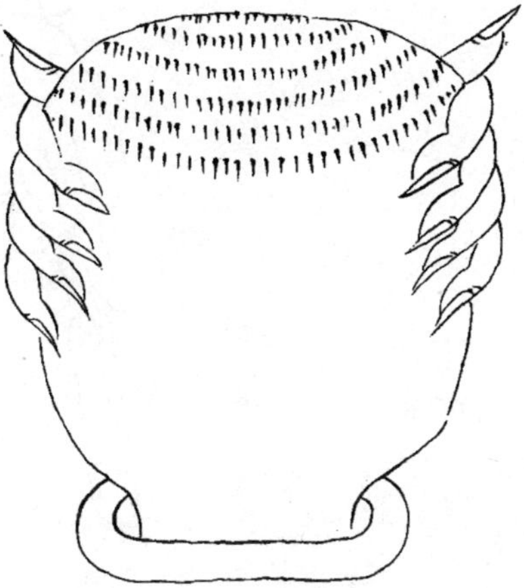

運法

凡運耳背骨者醫用中指無名指。揉小兒耳後高骨。二十四下。掐三下。

雙鳳展翅圖

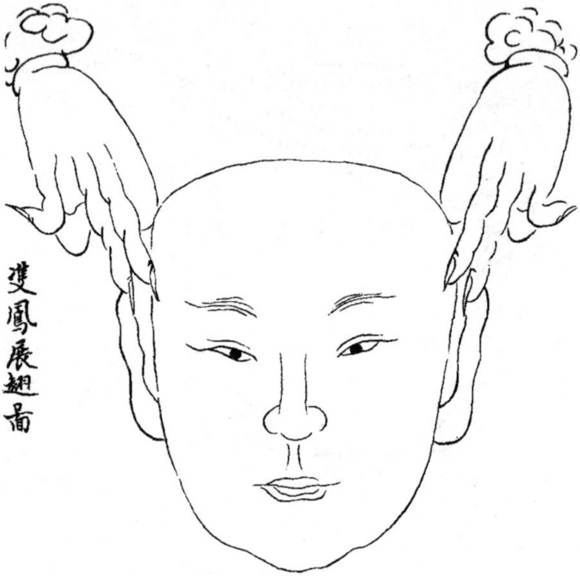

雙鳳展翅圖

提法

凡行是法者。豎用兩手中食二指。捏兜兩耳。往上三提畢。次捏承漿。又次捏夾車及聽會。太陰太陽、眉心、人中。方完其面部推拿之法也。

推虎口三關圖

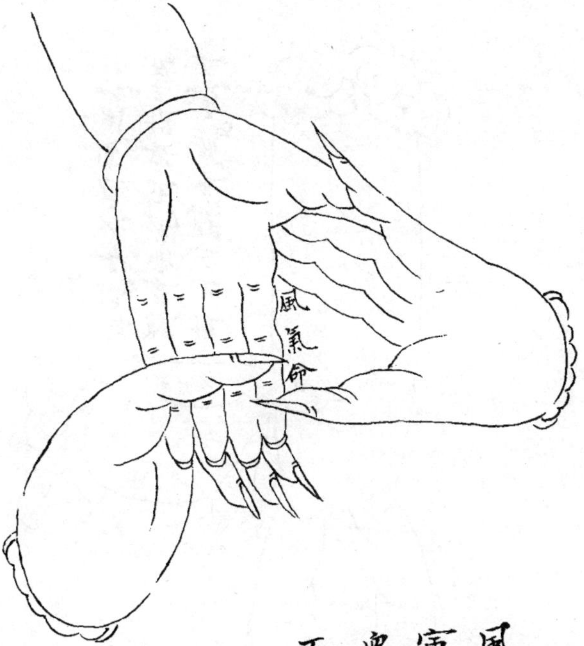

風氣命三關即食指寅卯辰位是也凡小兒有疾必須推之乃不易之法也

推男左手三関六腑圖

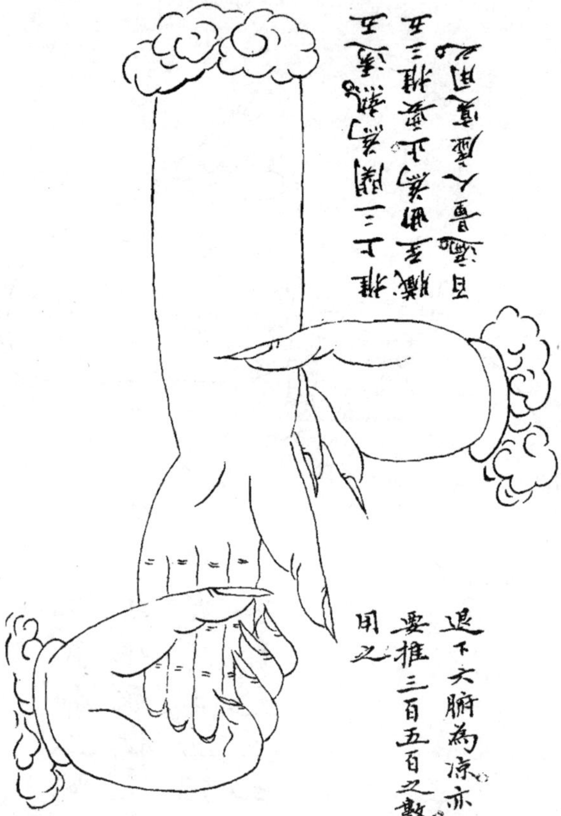
推上三関為熱。透五
臟至曲為止。要推三五
百遍。量人虛寔用之。
退下六腑為凉。亦要從曲池止。
要推三百五百之數。量人虛寔
用之

推女右手三關六腑圖

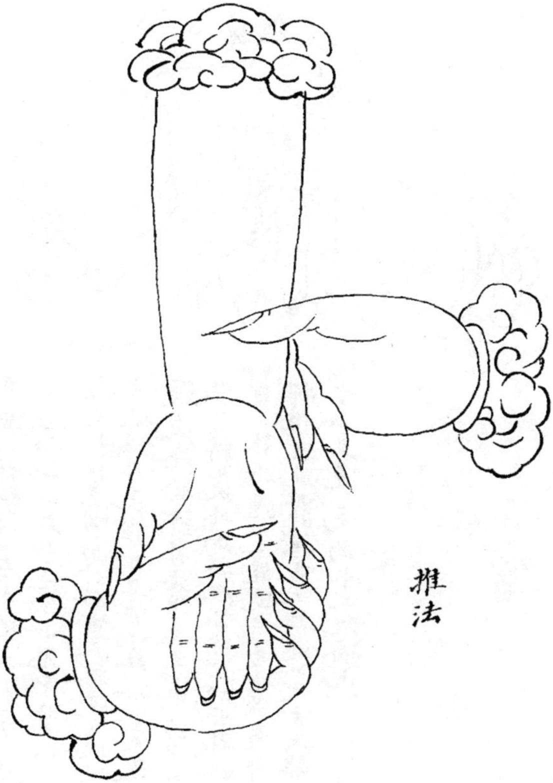

運八卦圖

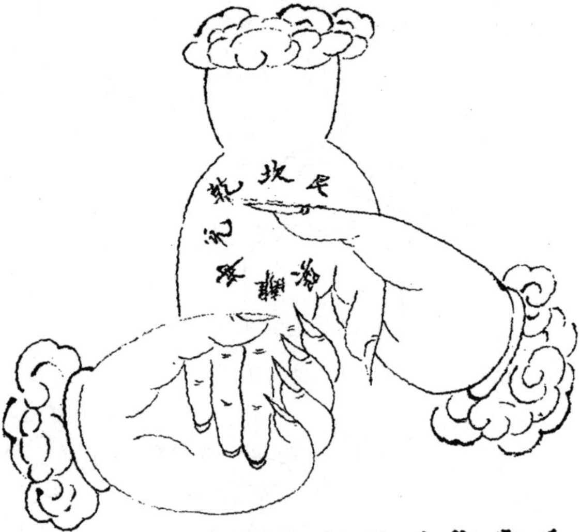

凡運八卦。醫用左手。拏兒左手四指。掌心向上。將右手托住小兒手背。以大指自乾起至震四卦。略重又輕。運七次。此為定魄。自艮推起至離四卦。略重又輕。運七次。能發汗。自巽推至兑四卦。略重又輕。運轉七次。此為安魂。自坤至坎四卦。略重又輕。轉運七次。能退熱。若咳嗽者。自離推至乾四卦。略重又輕。運七次。再坎離二宮。直運七次。為水火既濟也。

分陰陽啚

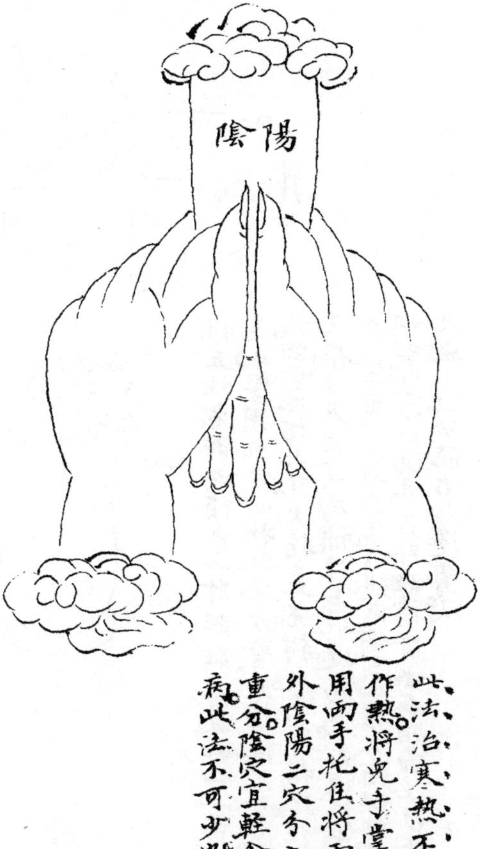

此法治寒熱不均。作寒作熱。将兒手掌向上豎用兩手托住将兩大指往外陰陽二穴分之陽穴宜重分。陰穴宜輕分。凡推疾病。此法不可少也。

推五經圖

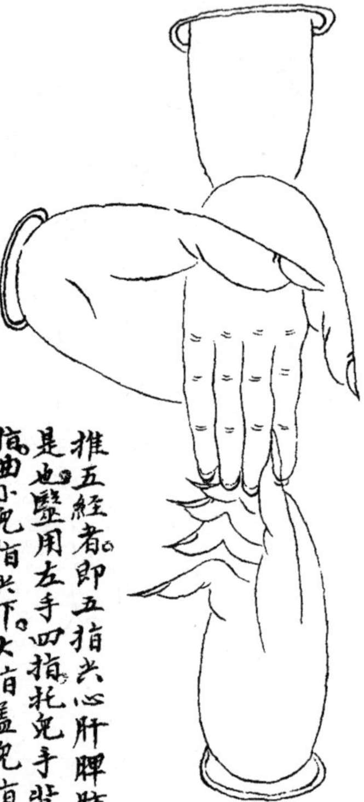

推五經者。即五指尖心肝脾肺腎也。如二三節。即六腑是也。豎用左手四指。托兒手背。大指捏兒掌心。右手食指。曲小兒指尖下。大指蓋兒指尖。逐節推運。往上直行為推。往左順運為補。往右逆運為瀉。先須往上直推過。然後看兒寒熱虛實。或瀉或補可也。惟大指脾胃。只宜多補。如熱甚可略瀉耳。若腎經清腎水。在指節上往下直推是也。

此法能治急慢驚風。

黃蜂入洞圖

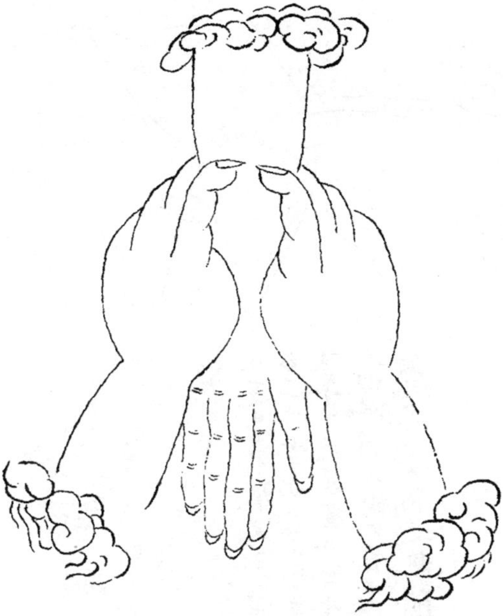

黃蜂入洞者，以兒左手掌向上。豎用兩手中名小三指托住。將二大指在三關六府之中。左食指靠府。右食指靠關。中揑傍揉。自揔經起，循環轉動至曲池邊，橫空三指，自下復上，三四轉為妙。此法治冷痰冷氣冷食傷一切可用。

蒼龍擺尾圖

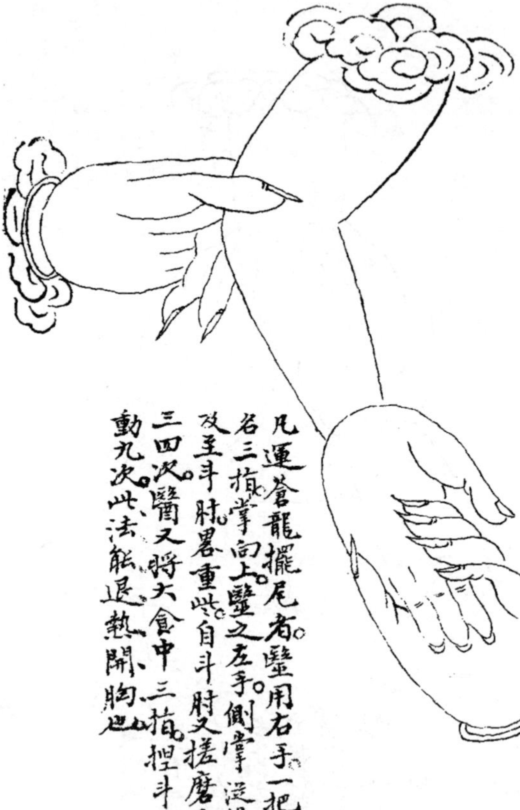

凡運蒼龍擺尾者。醫用右手。一把拏小兒左手食中名三指。掌向上。醫之左手。側掌從總經起。搓磨天河及至斗肘。略重些。自斗肘又搓磨至總經。如此一上一下三四次。醫又將大食中三指。捏斗肘。醫右手前拏擺動九次。此法能退熱、開胸也。

二龍戲珠圖

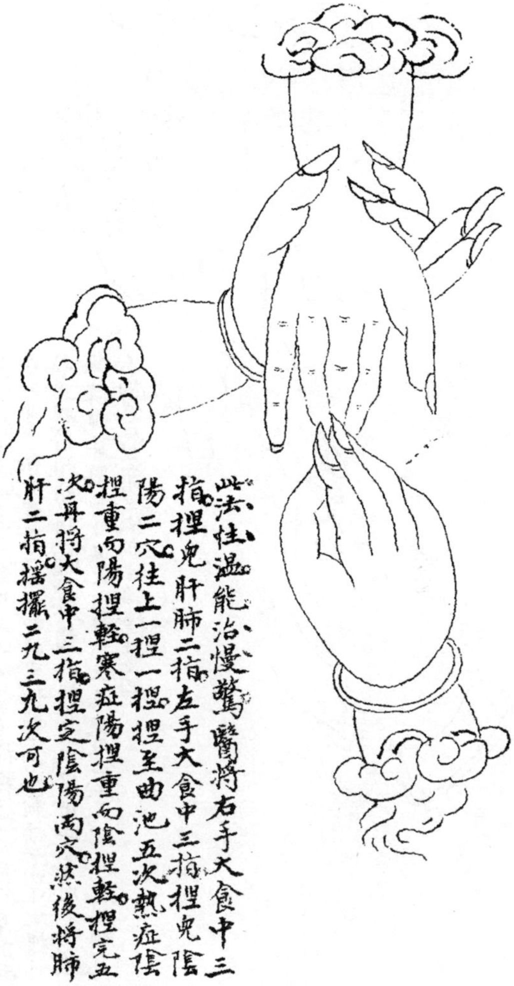

此法性溫。能治慢驚。醫將右手大食中三指。捏兒肝肺二指。左手大食中三指捏兒陰陽二穴。往上一捏一捏。捏至曲池五次。熱症陰捏重而陽捏輕。寒症陽捏重而陰捏輕。捏完五次。再將大食中三指。捏定陰陽兩穴。然後將肺肝二指。搖擺二九三九次可也。

赤鳳搖頭圖

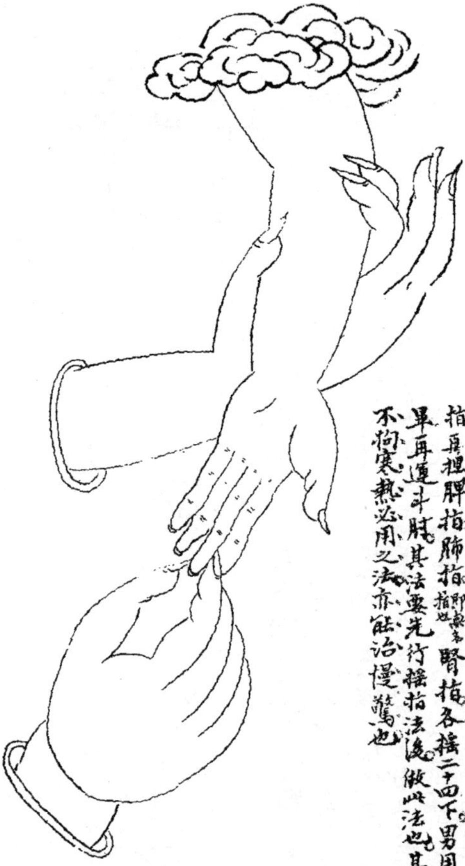

其法將兒左掌向上。竪用左手大食中指。輕輕捏兒斗肘。再用右手大食中指。先捏兒心指尖。即將中指朝上向外顚搖二十四下。次捏肝指。再捏脾指。肺指。（即無名指也）腎指。各搖二十四下。男用左手。女用右手。捏畢。再運斗肘。其法要先行搖指法後。做此法也。其法能通關順氣。不拘寒熱。必用之法。亦能治慢驚也。

猿猴摘果圖

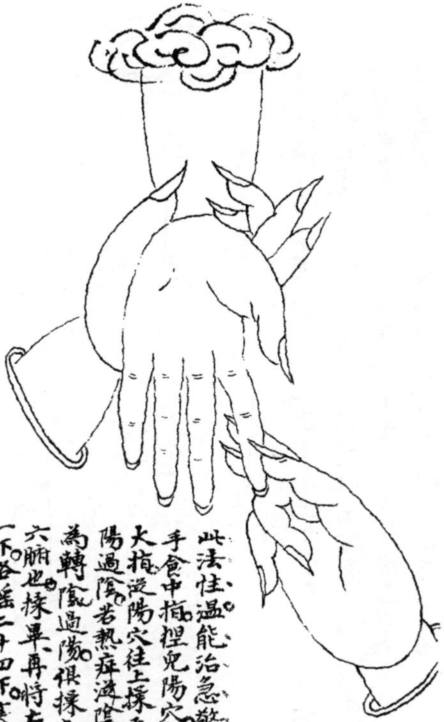

此法性溫。能治急驚，除痰氣，降寒，退熱。醫用左手食中指捏兒陽穴，大指捏兒陰穴。若寒症，醫用右大指從陽穴往上揉至曲池，轉下揉至陰穴，名為轉陽過陰。若熱症，從陰穴揉至曲池，轉下揉至陽穴，名為轉陰過陽。俱揉九次為度。陽穴即三關，陰穴即六腑也。揉畢，再將右大指捏兒心、脾、肝三指，各捏一下。各搖二十四下。寒症往裡搖，熱症往外搖是也。

鳳皇展翅圖

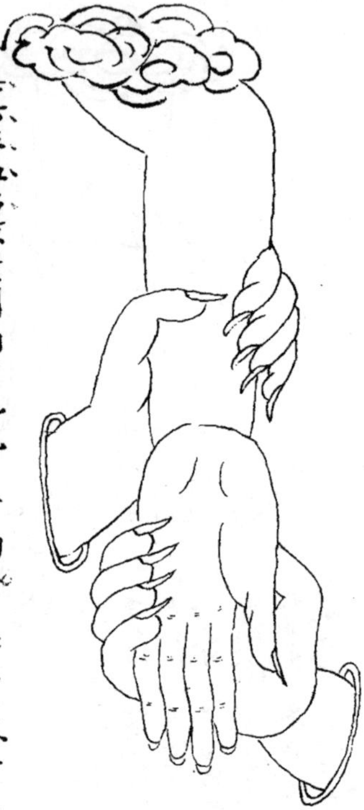

此法性溫治涼壁用兩手托兒手掌向上于揔經上些又用兩手上四指在下兩邊爬開。二大指在上陰陽穴往兩邊爬開。兩大指在陰陽二穴往兩邊向外搖二十四下捏住捏䏊一剎壁之左手大食中三指側拏兒肘。向下輕搖三四下。復用左手托兒斗肘上右手托兒手背。大指捏住虎口。往上向外順搖二十四下。

飛經走氣圖

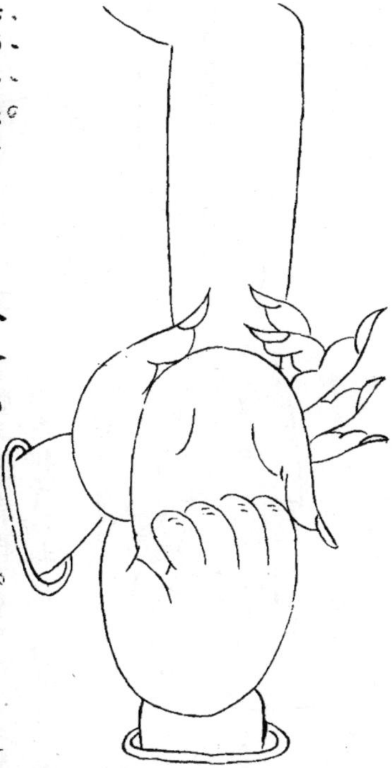

此法性温。毉用右手拳拏兒手四指不動。左手四指從兒曲池邊起。輪流跳至總經上九次。復拏陰陽二穴。再用右手向上往外一伸一縮。傳送其氣。徐徐過關是也。

此法亦能降火清痰

按弦搓摩圖

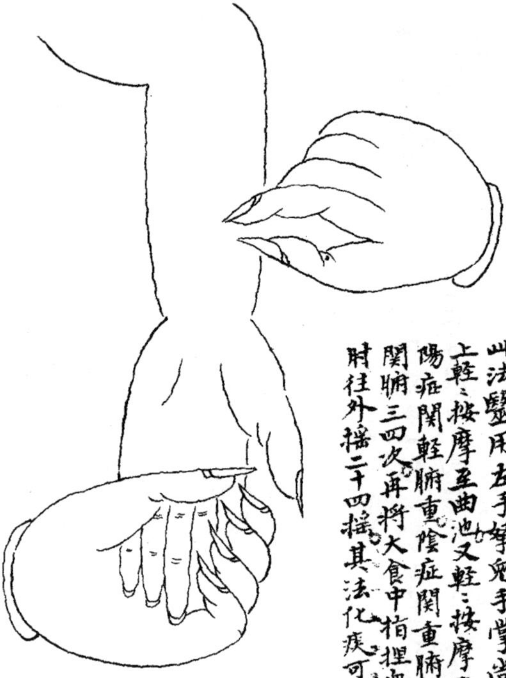

此法竪用左手拏兒手掌尚上。右手大食二指自陽穴上輕輕按摩至曲池。又輕輕按摩至陰穴止。如是一上一下九次。若陽症關輕腑重。陰症關重腑輕。再用兩手從曲池搓摩至關腑三四次。再將大食中指捏兒脾指。左大食中指捏兒斗肘往外搖二十四搖。其法化痰可驗也。　亦能治諸驚

水裡撈明月畵

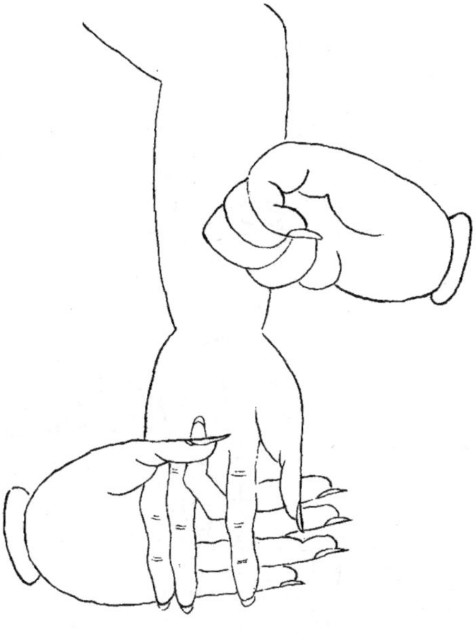

法曰以小兒掌向上豎將左手拏住右手滴水一点於兒內勞宮即用右手四指扇七次再滴水於揔經中即是心經又滴水於天河即關腑居中豎口吹氣於上四五口將兒中指屈之豎將左手大指捏住右手捏拳將將中指節自揔經上按摩至曲池橫空二指如此四五次往關踢涼行背上往腑踢涼入心肌此為大涼之法切以亂用也

打馬過天河圖

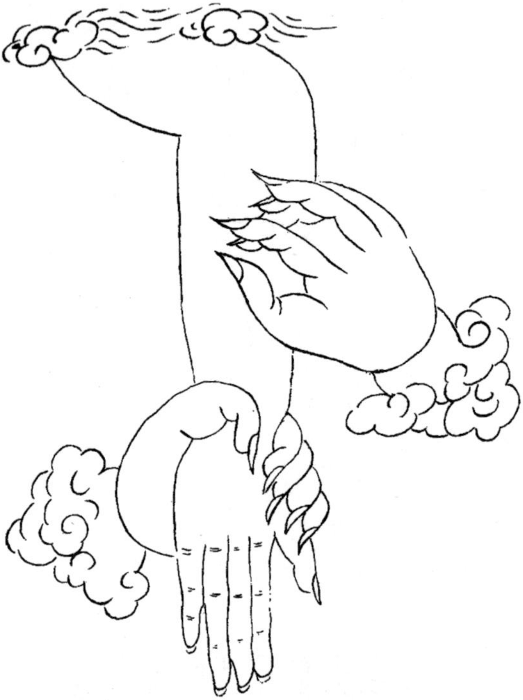

此、法、性、凉、去、熱。醫用左大指捏兒總經。右大中指、如弹琴式。當河弹過曲池。弹九次。再將右大指。捏兒肩井、琵琶、走馬三穴。捏下五次是也。

看風氣命三關畫訣

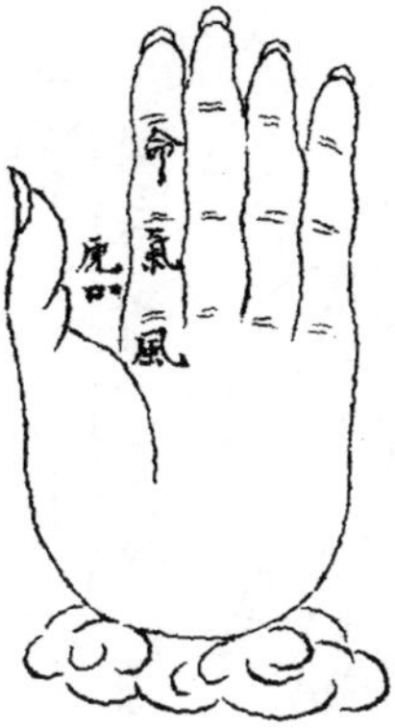

筋青色是水驚
紅色是傷寒
黃色是傷脾
黑色乃不治

筋赤色是傷食
白色是傷肺
紫色是心熱

推拏手部次第法

推驚不可拘推三廻一之説、但推中廻幾下便是也

一推虎口三關。二推五指尖。三燃五指尖。四運掌心八卦。五分陰陽。六看寒熱推三關六腑。七看寒熱用十大手法而行。八運斗肘。此手部不易之推法也。

考驚之義、即驚之為言筋也、所以看三關筋紋是也。

手掌諸穴之圖

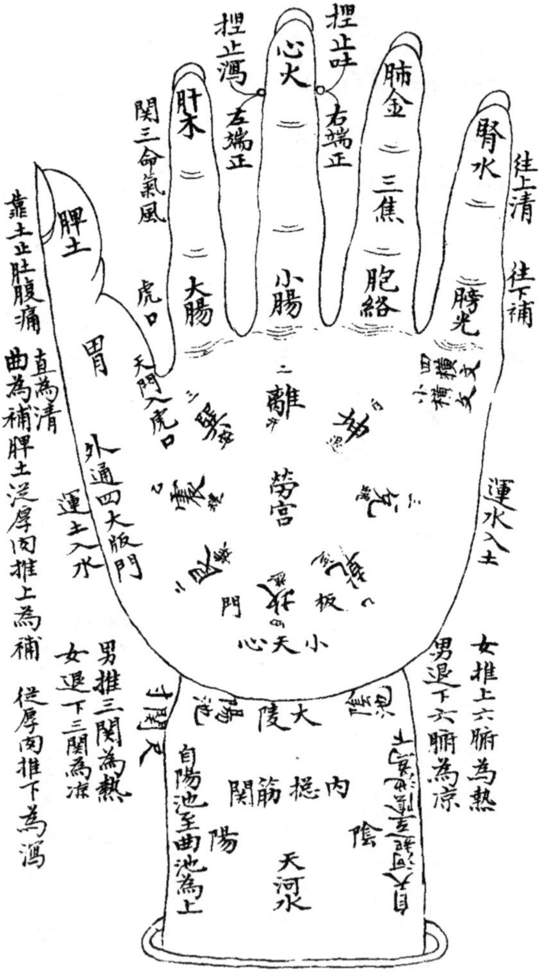
捏止瀉
心火
捏止吐
肝木
肺金
腎水
左端正
右端正
關三命氣風
三焦
往上清
靠土止肚腹痛
脾土
虎口
大腸
小腸
胞絡
膀光
往下補
胃
直為清
曲為補
脾土從厚肉推上為補
天門入虎口
離
外通四大板門
運土入水
勞宮
運水入土
門
板
小天心
男推三關為熱
女退下三關為涼
從厚肉推下為瀉
大陵
女推上六腑為熱
男退下六腑為涼
內搖筋關
自陽池至曲池為上
陽
陰
天河水

手背諸穴之圖

掐之能極危症能祛鬼祟

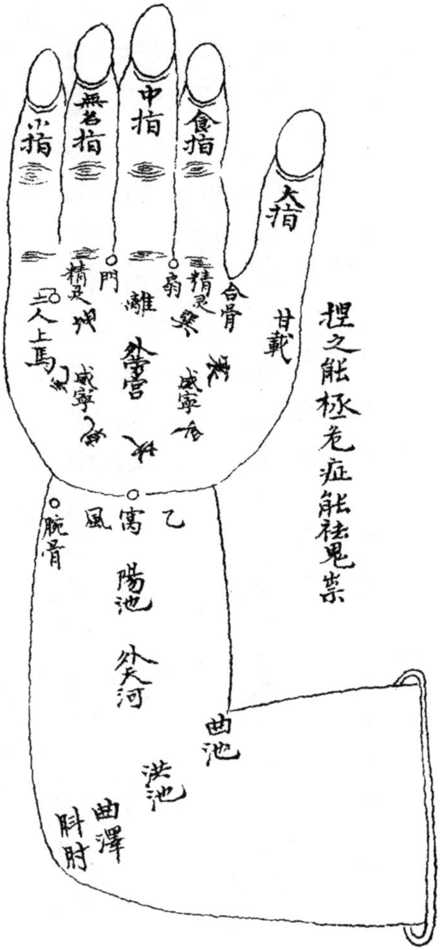

五指節掐之去風化痰甦醒人事通關膈閉塞

手掌諸穴治法

天河水　治急慢驚搐之。大人中風亦用

內總筋　治諸驚風。兩手搖動，揉按取汗。捏之乃過氣之法。其汗立至

大陵　治吐。并捏拳不開。捏而揉之。

陽池　捏之。行痰發汗。止瀉。

分陰陽　治或寒或熱。發戰。泄瀉之症。熱多陽重。寒多陰重。法將兒掌向邊分開

和陰陽　治同上。法將兒掌陰陽兩處向內和而揉之

小天心　揉之清腎水。治法從坎卦位上推至橫紋止瀉。從橫紋推至坎卦止吐。

板門穴　揑而揉之。治氣脹胸膈滿悶。板門推至橫紋吐法。

運八卦　開胃化痰除氣悶。吐乳食有九重三輕之法明。看前畫自

內勞宮　揑而揉之能發汗。

天門入虎口　推之清心明目。調和氣血。止五心潮熱。口疳氣吼。

四橫紋　揑之退臟腑之熱。止腹中之痛。退口眼歪斜。橫紋推至板門瀉法。

心　推之能退熱發汗。揑之能通利小便。

肝　側推至虎口。能止痢疾水瀉。退肝胆之火。

脾　推之能進飲食。醒人事。

肺	推之止嗽化痰。能和氣血。
腎	推之退臟府之熱。清小便之赤。如赤而短少者又宜補之。
小腸	治尿白色。白色者如米泔色也。
大腸	推之退大腸之火。止泄瀉痢疾。法宜倒推至虎口。
胃	揉之運動藏府之氣血。
胞絡	推至指尖。能瀉心火。
三焦	捏而揉之。能清三焦之火。
膀胱	捏而揉之。清腎火。

補脾土　推之能進飲食。

瀉脾土　推之止泄瀉痢疾。

運水入土　治火炎土燥之症。用法反行轉即是。脾土二穴並用推以潤之

運土入水　治土盛水枯之症，推以滋之。

三關　推之去風發汗。在掌左高骨下推上曲池至　亦治寒戰咬牙。

六腑　推之止熱瀉赤痢。在掌右曲澤上退下腕骨至　亦治潮熱驚風。

指上三關　推之通氣血發汗。

手背諸穴治法

曲池　捏而揉之。止吐痰喉病。

洪池　捏之治喉脹痰盛。

曲澤　捏之止急驚。瀉心火。

外天河　推至洪池一二百下。治熱悶昏沉。不醒人事。

乙窩風　捏之治肚痛眼反白。一哭即死唇白者。

外勞宮　捏而揉之。和五藏潮熱。左轉清涼。右轉溫熱。

威寧　捏而揉之。治急驚。天吊驚。暴中風。肚痛頭疼。肚起青筋。

精靈　捏而揉之。消痰痞積。胸膈氣喘。

二扇門　捏之發汗。

二人上馬　清補腎水。順精神。醒沉疴。左轉生凉　右轉生熱、

合谷　捏之治四肢搐搦。狂叫。眼反白。一哭即死。

腕骨　捏之治諸驚。取汗。在手背後外側骨即腕骨是也

推拏手掌手背揔法

凡小兒男以推上三關為熱。去風寒。退下六腑為凉。去熱。女以推上六腑為熱。退下三關為凉。如見男女身与手心發熱。取天河水退之用水裡撈明月之法。揉三次。推三次。其熱自退也。

運八卦者。從震宮推至本位一二百下。再于勞宮捏之。清心退熱。急驚先捏揔筋。次捏勞宮。後運八卦。推補脾土。凡捏驚。以男左女右手。先捏坎位。次捏離兊畢。就揉之。

一推大指二節。用左手推之和胃補脾。止嘔吐。進乳食。望下推二三百下。二推食指三節。用左手向天門入虎口推之。瀉胆肝。治諸驚（用一補一瀉之法）。降火清肝。明目鎮驚。次捏精靈穴。三推中指三節。用左手推。瀉心火。治發熱（用一補一瀉法）急驚。煩燥欠寧。次捏威寧穴。四推無名指三節。用左手推之。瀉肺與大腸之火。一補一瀉。治痰嗽喘急傷風。望

上推一百爲補。　五推小指三節。用右手推瀉腎火。治小便亦秘
分氣利小水。如痢疾水瀉。望上推二三百下補之。
四橫紋推之者消脹寬胸化氣。瀉三焦火（男左女右、望下橫推一百下男左轉女右轉）
運掌心八卦者。能和五藏之氣。定魂魄。通血脈。（男左轉女右轉運二百下）
水火既濟者。從坎推至離。能除驚發汗。養脾土。
拏曲池。揉斗肘大轉。能使小兒氣血通和定搐。
從手背掐至中指尖。捏之止瀉。　從食指尖推入虎口橫門。（即艮位上）
至止吐。　從橫紋掐至中指尖捏之。亦止吐。　從板門推至無名

指尖住止瀉。從乾位推過艮位曰橫門。從震位推過兌位曰板門。俱主潮熱吐瀉。

捏手背五指一節。名曰運五經。能通一月之氣血治肚响泄瀉之疾

馬郎捷徑手法歌訣

若問發汗如何說。只在三關用手訣。一捏心經與勞宮。大汗立至何愁結。不則又捏二扇門。大如淋雨無休歇。若治痢疾并水瀉。重捏大腸經一節。倒推虎口見工夫。再推陰陽分寒熱。若問男女咳嗽訣。須推肺經真妙法。離上推起至乾宮。中間只宜輕輕捻。一運

八卦開胸膈。四推橫紋和氣血。五藏六府氣候秘。運動五經開其塞。飲食不進人着嚇。推動脾土便吃渴。飲食若進身骵瘦。應補脾土何須說。若還小水赤与澁。小橫紋與腎水節。往上推而為之補。往下推而為之瀉。若見小兒水風嚇。恰要當運五指節。口出熱氣心經熱。只要天河水清切。捻上捏倒往下推。萬病之中多用滑。若是遍身不退熱。外勞宮上多揉些。不問大熱與大炎。只消水裡撈明月。天河虎口斗肘穴。重揉和氣又生血。黃蜂入洞醫陰症。冷氣冷痰多治滑。陽池穴上治頭痛。乙窩風愈肚痛絕。威寧穴治卒暴死。精靈穴治飽脹疾。二人上馬補腎經。合谷能醫眼番白。飲食不進兼咳嗽。九軽三重有口訣。推動八卦分陰陽。離乾艮震有分別。男左三関推上熱退下六府冷如鉄。女右三関退下涼推上六府却為熱。馬郎由下救孩童。後學殷勤休要洩。

推拏手掌五藏六府歌訣

心經有熱作痰迷天河水過到洪池肝經有病人多痠。（此字宜惧）推動脾土病必除。脾經有病食不進推動脾土效必應。肺經有病咳嗽多。把這肺金推自可腎經有病小水澀。推動腎水便救得。大有病泄瀉連可把大腸摩自痊。小腸有病氣上攻。板門橫紋推可通。命門有病元氣虧。脾土大腸八卦為。三焦有病生寒熱。天河六府神仙訣。旁光有病作淋多腎水八卦運天河。胆經有病口苦見。須從脾土推幾遍。嘔捏肺指推三關。瀉捏大腸脾土痊。頭痛推取三關間。再捏橫紋天河連。更將天心揉數次。其功效在片時前。齒痛須揉腎水穴。推捏夾車自然適。鼻塞傷風推天心。脾土揔經共七百。耳聾多緣腎水虧。捏取腎水天河訣。陽池兼行九百功。後捏耳珠傍下側。欬嗽頻〻受風寒。先將汗發沾手看。次捏肺經与橫紋。乾位須要運周完。肚痛若因寒氣攻。多推三關橫紋同。臍門亦揉數千下。天門虎口法皆通。五臟六府各有推。千金秘訣妙無窮。一法火眼推三關。一百二十數相連。六府退之四百下。再推腎水百四全。更取天河五百次。終補脾土一百兼。口傳推掌訣千金。付與人間會意叅。

手掌六經圖

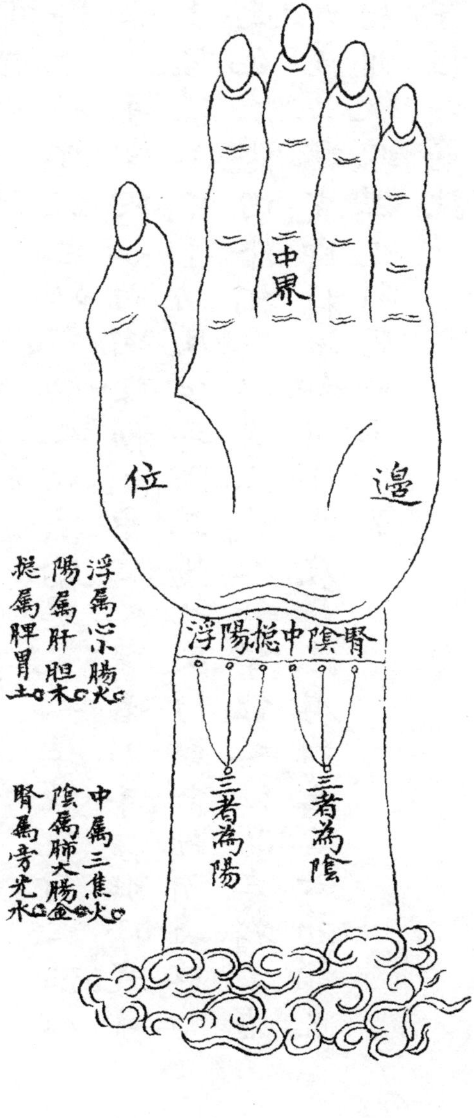

中界
位
邉
腎陰中揔陽浮
浮屬心小腸火
陽屬肝胆木
揔屬脾胃土
三者為陽
三者為陰
中屬三焦火
陰屬肺大腸金
腎屬旁光水

拏捏六經法

筋者，即經絡脈紋也。此六筋之秘法，驗嬰兒之準繩。凡行是法，以男左女右手掌內紅白肉際橫紋中驗之。醫者用手握住小兒手，再以手握攄小兒手勁皮，分三陰三陽之處，仔細詳辨，有毒紋紅筋者是也。法能內外相應，以通五臟之氣。拏捏之法，男左轉，女右轉，各九九之數，完即揉之。如有小兒皮膚黑厚，難辨其六筋顏色者，有病即依次捏之，則病無不愈矣。

拏捏六筋訣

拏捏六經筋訣

第一赤筋浮陽屬火以應心與小腸外通兩頰主清凉反則主霍亂煩熱却向中界掐之則陽火自散矣

第二青筋純陽屬木以應肝胆外通兩目主清凉反則赤濇生眵多淚向坎位掐之則目自明矣陽火若旺肝火若重則將陰筋掐之自凉此為以陰入木也

第三摠筋黃色屬土以應脾胃外通唇口四大板門主温和反則主霍亂吐瀉腸鳴痢疾之症向中界掐之則脾胃自和四肢舒暢矣凡諸驚風在此筋掐之如小兒眼望上者將筋望下掐之眼望上者將筋望下掐之

第四淡紅筋屬陰火以應三焦外通兩大陽額角主平和反則主痰壅氣塞之患向中界捏之則氣通塞除矣

第五白筋純陰屬金以應肺與大腸外通鼻竅主清涼反則主胸膈脹滿昏沉痰壅向中界捏之自安矣

第六黑筋純陰屬水以應腎與膀光外通兩耳主溫煖反則主冷氣尫羸昏迷向坎位捏之則病自痊矣（坎位即邊盡之處也）

驗左右手冷熱之圖

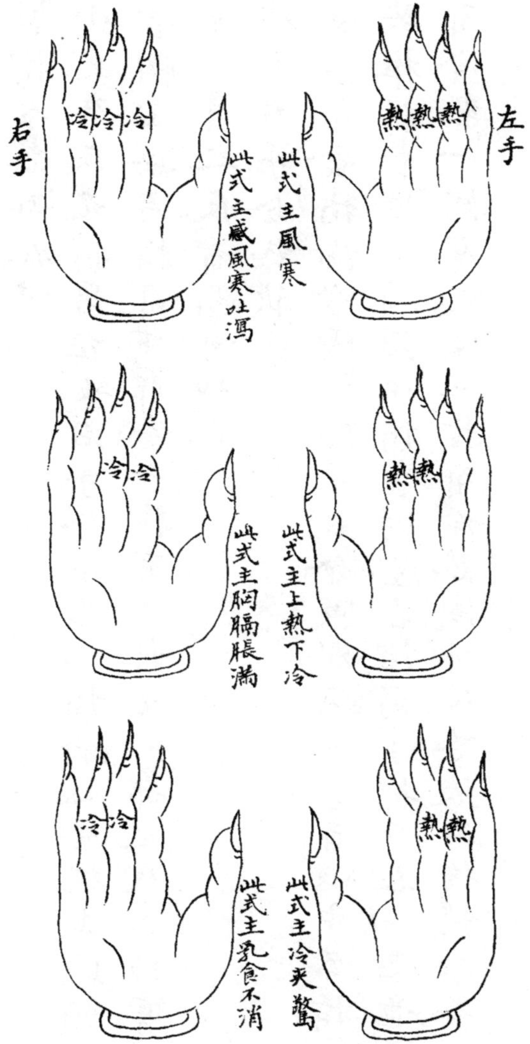
左手
熱熱熱
此式主風寒
冷冷冷
此式主藏風寒吐瀉
右手
熱熱
此式主上熱下冷
冷冷
此式主胸膈脹滿
熱熱
此式主冷夾驚
冷冷
此式主乳食不消

驗指冷熱知症法

大凡小兒有疾，先將男左女右手食、中、名三指驗之。食指主頭額，中指管胸堂，無名指司下部。若一指有寒熱，主一部之疾；三指有冷熱，主一身之疾，看過可知也。

驗左右手冷熱歌訣

男左女右手，食指論陰陽。三關風氣命，寅卯與辰方。再以中名指，冷熱共推詳。食指主頭額，中指管胸堂。名指司下部，見症細思量。一指有冷熱，一部有災殃。三指有冷熱，周身病勢張。五指梢頭冷，驚来不可當若逢中指熱必定是傷寒中指獨是冷麻痘症相看。
左手三指熱身感外風寒右手三指冷。風寒吐瀉纏熱在左中食。
上熱下冷多冷在右中食胸腹彭脹痾。左中名指熱主冷夾驚咲。
右中名指冷飯乳不消磨。此是指中訣醫師仔細哦。

驚風握拳圖

男向外順向内逆

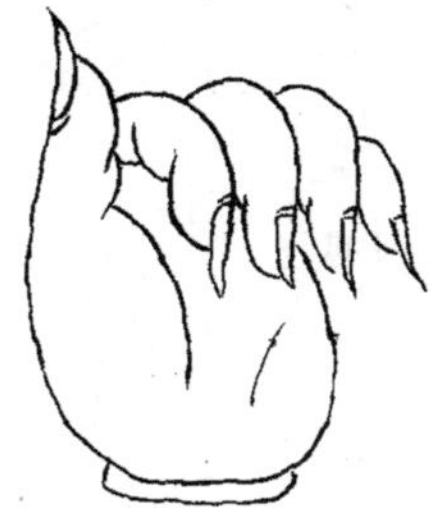

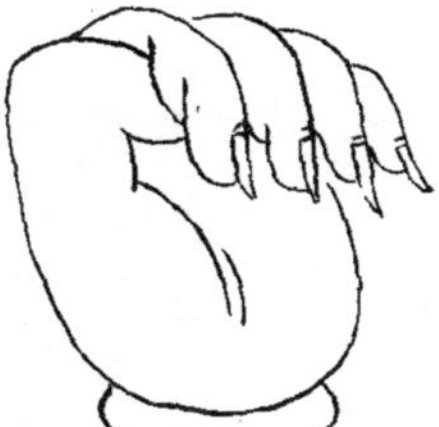

女向外逆向内順

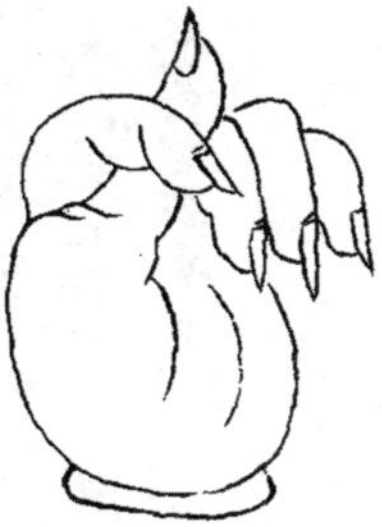

三關圖

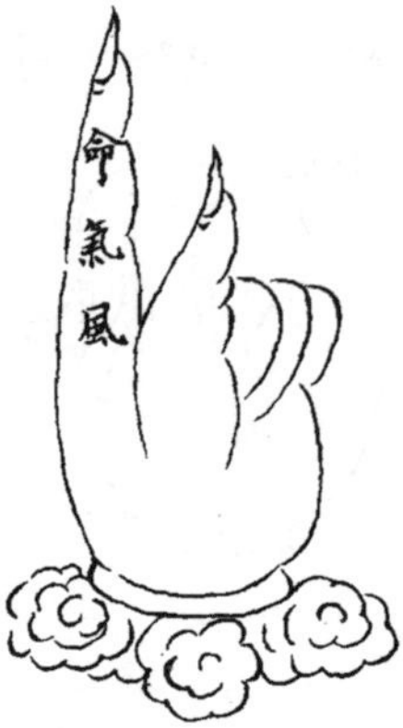

凡小兒未至三歲須將男左女右手食指三關看之風關脉見病輕氣關脉見病重命關脉見病深難治若見黑紋更難救也

流珠圖

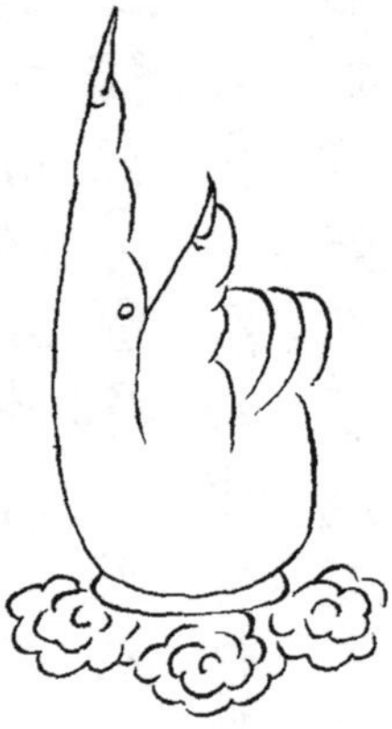

流珠形主上焦熱乳食傷中悶胸膈時時吐瀉又腸鳴口渴煩躁哭不歇

此乃飲食所傷也藥用助胃膏消飲食分陰陽若食消而病又作者用香砂助胃膏以補脾胃

環珠圖

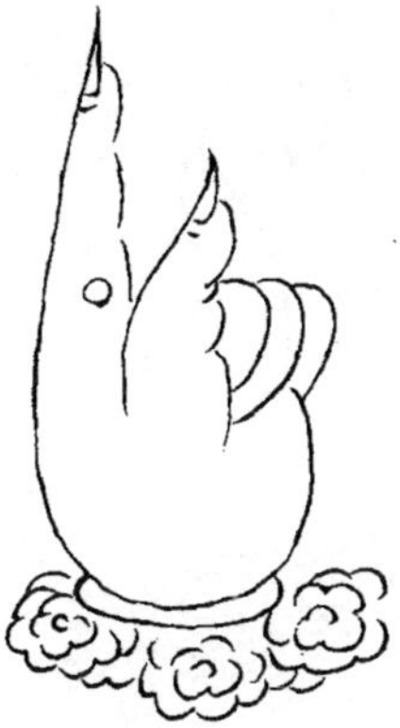

長珠圖

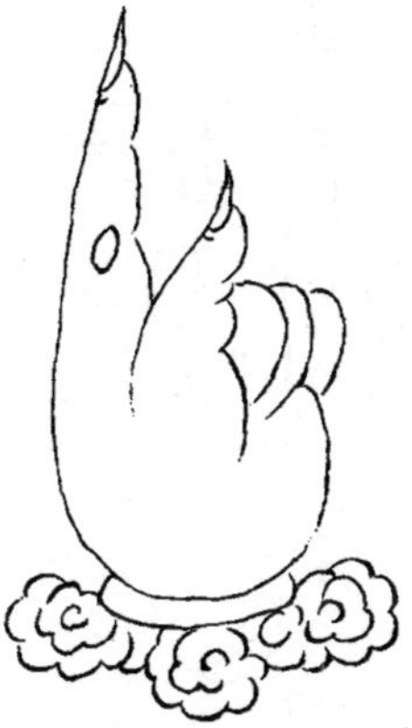

環珠形主氣不和脾胃虛兮傷食多胷膈脹滿并發熱。運其三関揉脾土

此乃脾虛食滯之症藥用五味異功散加山查枳實健脾消食後用六君子湯調養中氣

長珠形主傷乳食停積肚痛或寒熱飲食不思面帶黃運其八卦補脾穴

此乃傷食積滞也葯用大安丸先消其積滯後用異功散健其脾氣

来蛇圖　　去蛇圖

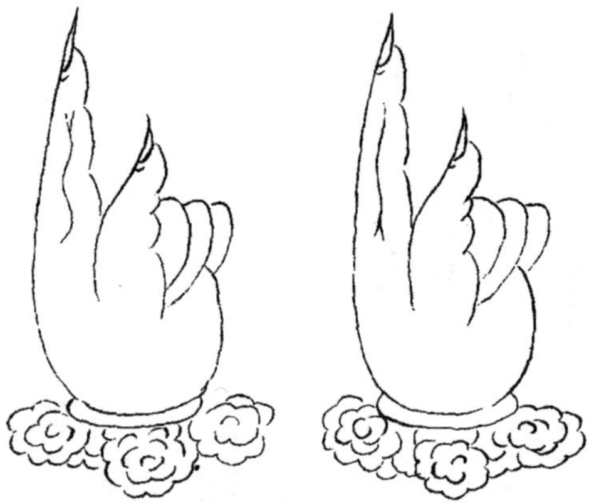

来蛇形主中焦積面黄肌瘦人不識乳食少思疳積攻胃氣不和乳嘔噎

此乃脾胃濕熱中脘不利也藥用四味肥兒丸先治其疳邪後用四君湯補脾

去蛇形主脾胃虛冷積泄瀉喘氣俱嘔吐煩燥渴不止乳食停留困有餘

此乃脾虛食滞不食困睡也藥用六君子湯加枳寔先行消食健脾後用七味白术散調其胃補其氣

弓反裡圖

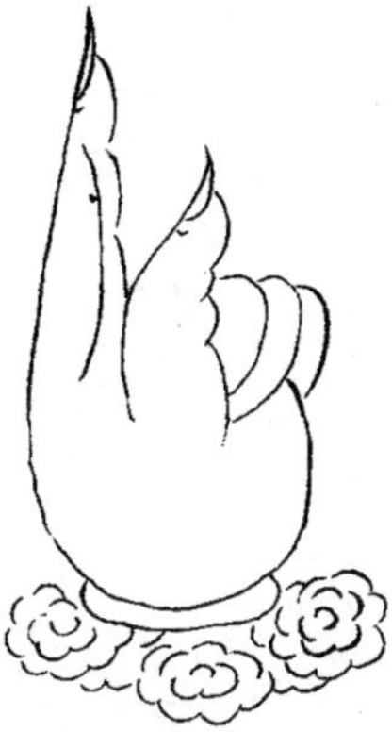

弓反外圖

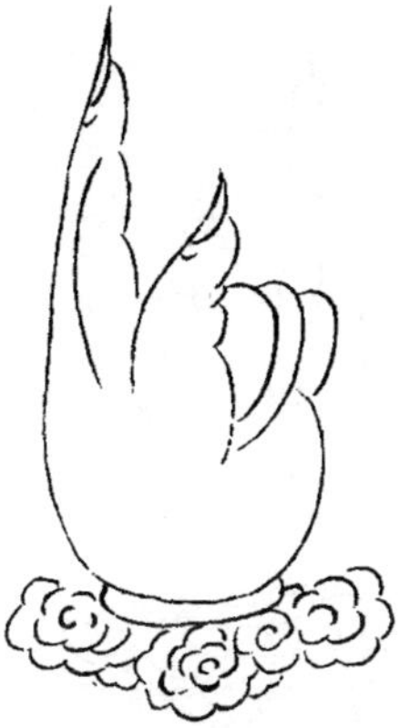

弓反裡形感寒邪驚悸昏沉倦怠多四肢梢冷兼痰吐便赤俱將八卦磨

此乃感冒寒邪胃氣弱也藥用惺惺散助胃氣祛外邪後用異功散加茯神當歸養心血助胃氣若外邪解而驚悸指冷脾氣受傷也用七味白朮散補之若再見悶亂氣粗者脾虛難治也

弓反外形主寒熱身骻作熱夾驚食心神不寧睡不安運動五經八卦訣

此乃痰熱夾驚食也曰其痰盛先用天麻防風丸祛外邪後用異功散調中氣

鎗形畫　魚骨畫

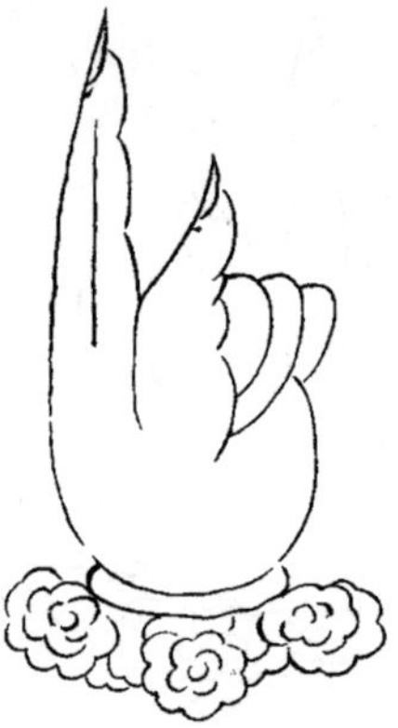

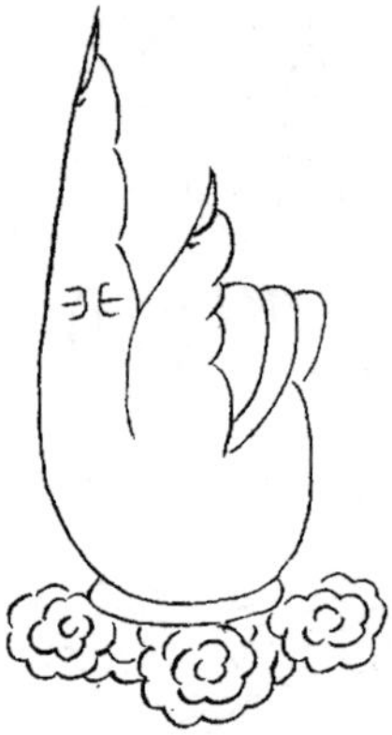

鎗紋本主熱痰生精神恍惚熱成驚乍熱乍
寒頻吐瀉三關透過死来侵
此乃風熱生痰發驚也藥用抱龍丸或牛黄
清心丸

魚骨紋生痰熱驚風痰壅盛亂心神此般悪証
忙調理若是遅之命必傾
此乃痰熱生驚也藥用抱龍丸若肝火甚而實
熱者少用抑青丸以清肝即用六味丸以補肝
若痰盛發搐乃木尅脾土用六君子湯加柴胡培
土以制木

水字畫

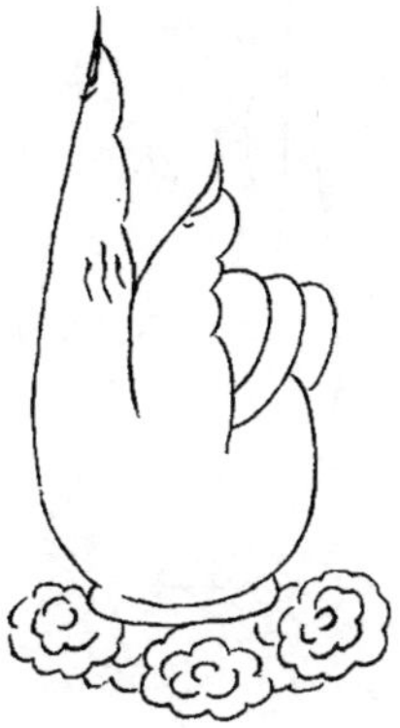

針形畫

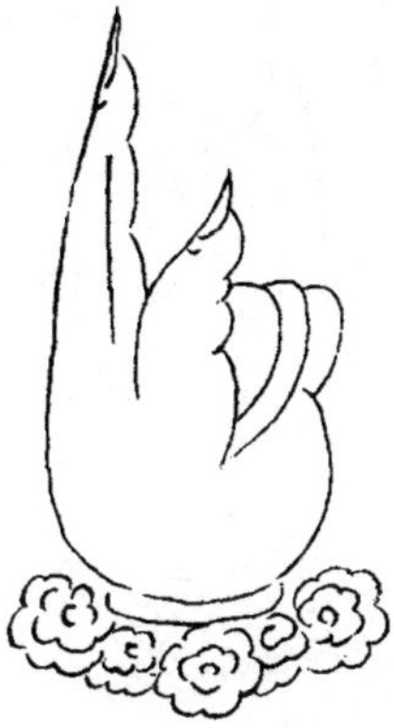

水字形主驚熱鬱口乾燥渴夜啼哭三焦不和痰壅生潮熱漸加便發搐

此乃脾胃虛弱飲食積滯而發驚搐也药用大安丸先消飲食次用六君湯加鈎藤補氣清肝若已服化痰消食而不愈者用四君湯加升麻柴胡鈎藤升補脾氣平制肝木

針形本主心肝病熱極驚風痰又多默默沉沉睡不醒搽推捏之保安和

此乃心肝極而生痰痰盛而生驚風也藥用抱龍丸祛風化痰次用六君湯加鈎藤平肝寔脾

透關射指圖

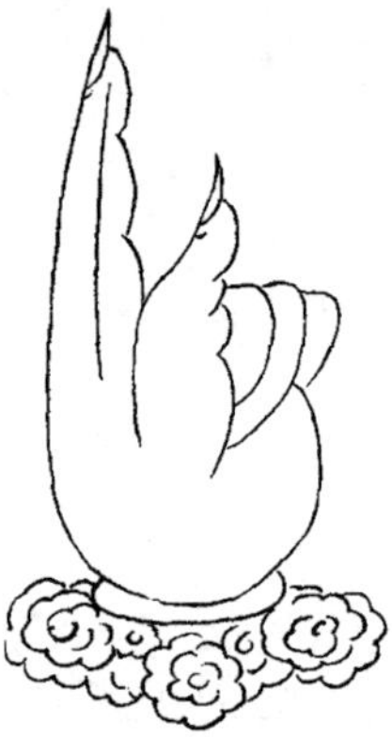

透關之脉主驚風此紋出現定為凶急施妙法全兒壽遲則徒勞往費功

此乃痰熱驚風之重症也藥用牛黃清心丸清脾肺化痰涎次用六君湯加桔梗山藥補土益肺

透關射甲圖

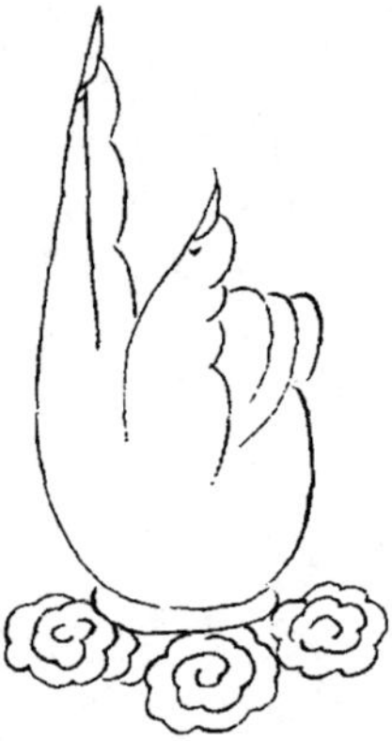

脉紋透甲驚來險惡候須知大不同紅者十全二三子黑者隱伏定為凶

此乃木盛土敗驚風之最重也急用六君湯加木香鈎藤官桂温補脾土不應加入附子以回陽氣或有全生

按流珠形是一點紅色環珠形差大些長珠形圓長以上非謂圈之總是紅脉貫氣之如此来蛇形即是長珠形散而一頭大一頭尖去蛇形亦如此形分上下朝故曰来去角弓反張向内為順向外為逆鎗形直上魚骨分開水字即三脉並行針形即過關一二粒米許射甲命脈向外透甲命脉曲裡其餘種種惡候脉紋非訣此而不録蓋恐多而難記也大約調治小兒首察面色次驗脉紋此為治法之要至於三關脉紋總以色順紋少而在風關上下者病淺可治色紫黑而紋又多在於命關上下者病深難治也

看手三關驚紋法。此法只論三歲以上之小兒若三歲以下之小兒更用一指分寸關尺三部定其息數呼吸也

凡看小兒驚以食指風氣命三關為主初節為風關次節為氣關三節為命關其法以男左女右手側看紅即為熱青即為風紫即為驚青紫相半驚風皆有白則為寒赤則風熱不均黑則難治筋在初關則輕二關稍重三關極重若紋頭尚未生花未入關外者尤可調治也至於小兒搭眼搖頭張口出舌唇紅臉赤面青眼青太陽髮際印堂青筋俱有三關虎口脈紋紅紫者驚風萬有之重症也

又法云或青或紅其紋如線一直者是乳食傷脾必發驚熱左右一樣者是驚積徐發也

認驚之法

凡看小兒梁上筋直上捙天心一世永無驚初生寅關有白筋三朝命不存卯關白筋五月死辰關白筋一歲以筋在坎宮防三歲若來坎下即時以四時本色筋無害醫者臨時仔細詳

三關五色脉紋應病歌

小兒三歲內虎口脉須叅男女分左右食指辨三關無病紋難認融和靜自安色明應有患青驚白是疳紫見為風襲紅熱夾傷寒黑時中惡極黃積胃脾看青黑驚為慢紋多氣不安内瘸紋侵掌

危已入命關。三關通度處。扁鵲也無干。

指脉歌訣

治病須將形脉看。要分寅卯辰三關。男看左手女看右。風寅氣卯命辰關。紋青枝紫驚為病。紋紫枝紅傷寒症。紅如米粒肺結熱。黑色透辰傷暑論。青紋瀉痢胃家寒。白色微微即是疳。枝赤涎潮胸痞膈。黃紋隱隱困脾端。枝形宛似鈎鈎樣。傷寒傷風分昕向。向内傷寒無汗回。向外傷風有汗相。枝青渾如魚刺形。驚疳食風三部分。枝直懸針青黑色。水驚肺熱慢脾併。枝如水字三關有咳嗽積滞風疳久。枝如乙字青紅紋。摠是驚風慢脾疾。一曲如環傷食干。兩曲如鉤傷冷看。三曲如虫傷硬物。雙鉤脉樣是傷寒。肢形或似彎弓樣如環如虫不一般。亂紋食指如川字。食積相兼五藏府。

切脉歌訣

五歲方将一指診。十歲始将兩指决。十五纔将三指看。脉与大人各懸絶。大人五至為平和。小兒七至始無痾。四至五至冷危困。十至十一熱為多。三遲二敗死脉决。十二十三魂欲滅。藏府三部脉來分。但以浮沉遲數别風痰之疾喜遲浮。急大洪數病不瘳。緊大邪氣風癇作。弦急寒邪風冷求。寒瘧脉弦而帶遲。熱瘧脉絃而帶數。下痢之脉喜沉微浮大現時難用藥。吐瀉順脉小而微乳後輒吐脉亂宜。中暑霍亂喜浮大。最嫌沉細与沉遲。急驚之脉弦數喜。慢驚之脉宜沉細。痞積診時洪大宜。沉細必然無藥醫水腫浮大得延生。沉細何嘗得安寧。吐衄腹疼沉細急。浮數弦長藥未靈。緊數細快無他疾。沉緩不能消乳食。氣喘身熱宜滑净脉濇四肢寒者危四時各有一脉優。春絃夏洪秋脉浮。冬寔季緩正邪病賊微虛寔亦宜求。假如春天得冬脉。從後來者虛邪。迫夏脉見時從前来。我去生子寔邪逆。秋脉見兮賊邪形。鬼来剋我，我不勝。脾家脉見微邪病，妻剋夫兮總病輕。虛邪還須補其母，母能令子寔而可。寔邪瀉子奪其母，為子能令母虛故。賊邪瀉邪補本經。微邪不治何須驚。各使相平無勝負。夏冬秋脉類斯評。識得肝脾二症多心腎兩經病瘥少。已上一一能參明。臨症吉凶心了了。

脉法總論

按古法曰：凡一歲至五歲之小兒。不以脉診。惟看男左女右手食指三關。驗其脉紋色澤，以別病之生死輕重。如初節風關無脉則無病。有脉則病輕。二節氣關脉現、則病重可治。三關命關脉現則病深。乃九死一生之候。若見脉紋色黑。決難治也。小兒五歲至八九歲。始可以一指按其寸關尺三部之脉。而以一息七八至為無病之平脉。十歲至十四五歲。而以兩指按其三部。脉見五六至、為無病之平脉。若至十五六歲。即以大方脉按之也。至于脉之浮者。為虛為風。沉者為寔為積為痛。遲者為寒。數者為熱。浮而散者為乳癇驚悸。虛而軟者為慢驚瘈瘲。緊而寔者為風癇。牢而革者為便秘。沉而弦者為食積為腹痛。緊而絃者為氣急風癇。洪數者為熱。伏結者為傷食。軟細者為虫痛。若氣促脉代散亂無次者。皆不治之脉也。

面部諸位歌

中庭與天庭。司空及印堂。額角方廣處。有病定存亡。青紫驚風惡。骵和滑澤光不可陷兼損。唇黑最難當。青黑須憂急。黑暗赤堪傷。此是命門也。醫師細較量。

心部面色之圖

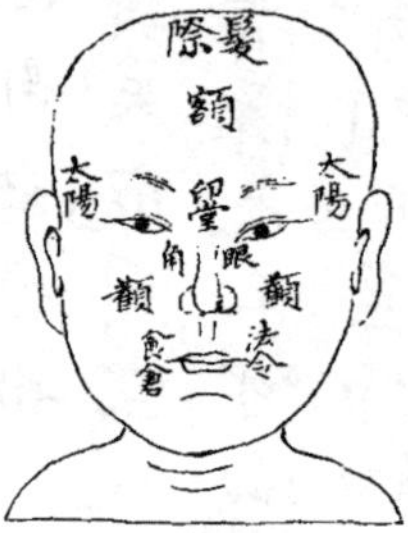

肝部面色之圖

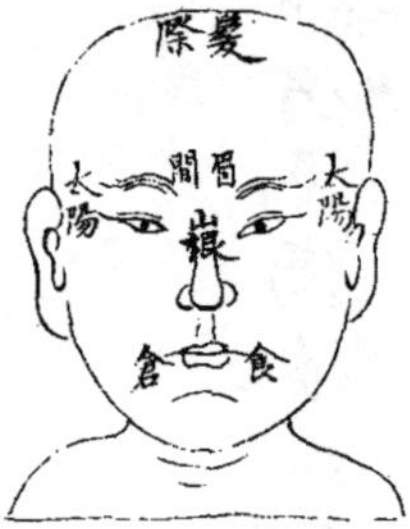

心驚在印堂心積額角黨心冷太陽位心熱面頰粧 印堂
微黃是心驚眼角額赤是心積面頰粧赤是心熱太陽筋
紫黑心冷
心屬火色應赤顴臉頰氣池之下法令之傍食倉之上皆心之部位也心受病則色現赤主啼哭驚悸手足搖動發熱口渴若見黃色病之痊也若見黑色是水尅火而病之危也

肝驚在髮際肝積在食倉肝冷面青白肝熱正看端 髮際
淡白主肝驚食倉微黃主肝積兩看眼睚赤肝熱面青淡出
是肝冷
肝屬木色應青兩眼胞太陰太陽眉間山根動處皆肝之部位也肝受病則色現青主哭啼目直視呵欠煩悶氣急是也若見白色主鼻吊睛吊目無光澤此乃金尅木肝之絶也

脾部面色之圖

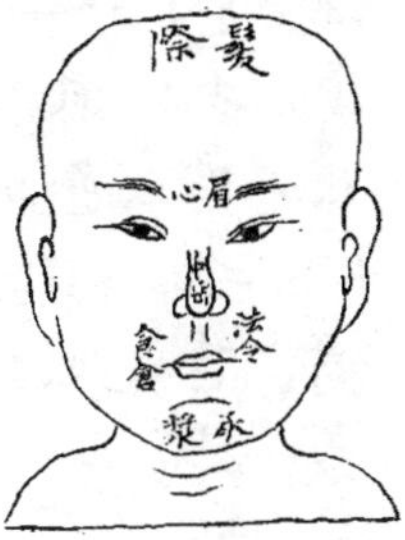

肺部面色之圖

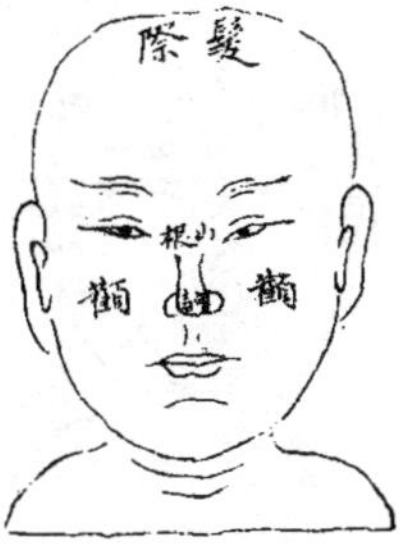

脾驚正髮際，唇口黃脾積。脾冷眉中岳，脾熱太陽侵。髮際微青是脾驚，唇青口黃是脾積，太陽白色是脾熱，眉心中岳白脾冷。

脾屬土，色應黃，承漿之上，人中之下，法令、食倉之傍，皆脾之位也。脾有病，色現黃，主困睡泄瀉，不思食。若見青黑之色，乃脾之絕也。

肺驚髮際赤，肺積髮際當。肺寒人中見，肺熱面腮旁。髮際微赤是肺驚，髮際深赤是肺積，兩頰黃白主肺熱，人中五色隨時冷。

肺屬金，色應白，山根、年壽、準頭、兩孔、鼻梁上下，皆肺之位也。肺有病，色現白，主悶亂哽氣，喘急氣短多啼。若赤紫色見於準頭，是心剋而肺絕也。

腎部面色之圖

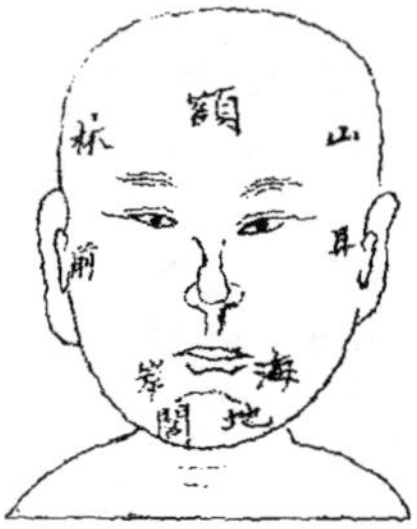

腎驚耳前穴。腎積、眼胞褐。腎冷額上黑。腎熱食倉赤。耳後微黃是腎驚。眼胞黑旁是腎積。食倉深赤是腎熱。額角青紫是腎冷。

腎屬水、色應黑、耳輪山林、髮際、地閣、四維、海岸皆腎之位也。腎有病、色見黑、主目睛無光而畏明、骨重咬牙怯寒戰慄、若面色如黑煤、懸痛呻語音。乃腎之絕也

觀小兒正面氣色論

夫。人。之。氣。色。即。五。臟之標也。臟府有疾。外即見之。故鑒。以。察。色。為首。先明其色之吉凶。然後定其病之淺深。如面色青者、或為痛。或為驚風。面色紅者、或為痰熱。或為驚悸。面色白者。或為滑痢。或為

寒瀉。面色黃者、或為脾弱。或為傷食積癖。若見黑、而晦者腎之敗也。紫而黑者、心之敗也爪甲黑而目陷者肝之敗也。黃色滯而四肢腫者、脾之敗也。毛髮豎而汗出沾手者肺之敗也。大凡小兒目不轉睛。足趺腫。大小便不禁者。皆不治之症也。

觀色歌訣

正口當紅四畔和。青黃必定積驚多。若還乾燥脾家熱。黑色來侵死奈何。眉紅赤紫夜啼哭。黑現準頭死到途。若是準頭微黃也。勸君不必苦憂多。眉白唇紫急告醫。山根黑紫積驚疑。腮元黑見腸疝病。黑若深兮病甚奇。両頬亦来傷風嗽。多咳多痰哭不離。黄色須知多積滞。清胸化滞自相宜。額上青紋必是驚。忽然紅見病来生。只宜早〻求靈法。莫使根源漸〻深。黑點来侵人中穴。瀉痢無時救不生。心痛虫攢應腹痛。尪〻瘦怯少安寧。承漿若見色深黄。其子必然吐逆。狂。青色應知傷乳食。醫家仔細定良方。両頬色黄因積聚。眼角青紋命必亡。年壽黑青頻吐痢。醫家見此細推詳。太陽若見両紋青。此候應知第一驚。紅色必然淋滴病。青紋入耳倦神心。両眼本来属肝木。黑睛黄色外寒侵。白眼若黄多食積。黑白兩明莫貴情攸攸青氣人難救。口眼喎邪病最凶。眼嘴斜時兒易治。四肢熱者主驚風。滯氣印堂色見黑。孩兒到此命根終。上下兩眉色未變。鑒家亡可用神工。若是掌中氷冷了。四肢亦冷總然空。

小兒面部死疾訣

黑如懸針在眼下。盧醫也須怕。忽然腹痛鼻青時。不必求醫罷。青色連目橫入耳。此疾必然死。黑色繞口及連目。看看定不足。黑色眉間也不宜。死期十日裡。人中黑色入口來。孩子入泉埋。水腫之病準頭黑。報君腎氣失。欬嗽切忌眉間白。肺絶宜知得。孩子吐時鼻色白其命亦難活。中風切忌面如粧。馬能淂久長。目陷無光兼直視必定三朝死。更看神瞳不動時。此疾要君知。目似開時又不開。也是死之媒。口噤全然不進乳。此病亦難除。瀉下之物如溺血。孫兒不能活。長吐不止〻又吐。休要勞心顧。痢久不食又咬人。難保此兒身。瀉痢不歇〻又来。指日下泉臺。小便艱難又大渴。畢竟難淂活。大便用葯全不通扁鵲也無功。耳上生瘡黑斑出。醫人無妙。術。久嗽四肢皆逆冷。無由難淂醒。醉熱若然睡不醒。休要費精神。痘疹出後熱不退。觀形、細推究下屎青黑又不止。急請良醫治。

久渴之後加煩躁。性命必難保。腹脹腫兼氣又粗。其命奈如何。

面上諸候形症歌

痢疾眉頭皺。驚風面頰紅。渴來唇帶赤。毒熱眼朦朧。
山根若見脉橫青。此病明知兩度驚。赤黑困疲時吐瀉。色紅夜哭不能停。青脉生于左太陽。須知一度見推詳。赤是傷寒微燥熱。黑青知是乳多傷。左邊青脉不宜多。有則頻驚奈若何。紅赤為風相眼目。黑青兩日見閻羅。指甲青兼黑暗多。唇青惡逆病將殂。忽作鴉声兼氣急。此時端的命難逃。蚘虫出口有三般。口鼻中来大不堪。如或兼出白黑色。靈丹難服也難安

諸症推拿治法

急驚　推三關六府腎水天河脾土。各二百　肺經。　運五經。　掐五指節。掐猿猴摘果。　咬崑崙穴。　推三陰穴。急經從上往下

慢驚　先掐老龍穴。有聲可治，無聲不可治。　次用艾灸崑崙穴。　推三關肺經。腎水八卦脾土。　掐五指節。　運五經八卦赤鳳搖頭二龍戲珠天門入虎口。用燈火燋手足心四次。心上下三次。　推三陰穴。慢驚從下往上

痢疾　治下痢紅色夾熱而痢者。　推三關六府。　清心經。　和

瘧疾

陰陽。推大腸脾土、八卦腎水。揉臍及龜尾。

治下痢色白夾冷而痢者。和陰陽。推大腸脾土、八卦天門入虎口。

治兼嘔吐肚疼者。推三關脾土。分陰陽。揉臍。運八卦。

治一日一發兼痰者。推三關肺經。分陰陽。運八卦。按弦搓摩。

治瘧久不止脾氣虛弱者。補脾土二百。分陰陽一百。運八卦二百。

痞疾
諸積
伏暑嘔吐
風寒冷吐

治晚法兼邪者推三關五十脾土一百分陰陽三百運八卦六府各二百
天門虎口斗肘
推三關脾土六府運八卦大腸五經心經清天河水運水入土
推三關六府補脾土捏四橫紋補腎水分陰陽捏大腸揉板門運八卦二扇門天門入虎口
發熱腹痛者加水裡撈明月大便秘結者多推六府揉捏腎水小橫紋
腹痛泄瀉者捏一窩風揉臍及龜尾
推三關脾胃肺經十王穴捏右端正運八卦運水入土分陰陽揉總筋斗肘六府赤鳳搖頭
推三關補脾土肺經捏右端正運八卦分陰陽揉斗肘六府黃蜂入洞

傷食嘔吐

推三關五指尖捏右端正推脾土運八卦分陰陽揉六府斗肘水裡撈明月打馬過天河

胃虛嘔吐

推三關八卦補五經大腸脾胃捏右端正運八卦運土入水分陰陽揉斗肘赤鳳搖頭

寒瀉

推三關心經清腎水補脾胃捏右端正側推大腸外勞宮陰陽八卦揉臍龜尾捏肚角兩旁補湧泉捏承山三關六腑斗肘黃蜂入洞

熱瀉

加水裡撈明月打馬過天河餘同寒瀉法

霍亂吐瀉

推三關肺經八卦補脾土四橫紋大腸分陰陽二人上馬清双龍擺尾

腹痛

氣滯食積而痛者推三關分陰陽推脾土捏威寧揉臍及龜尾腹肉膨脹者加推大腸受熱腹痛者推三關六府脾土分陰重分陽輕四橫紋

黃蜂入洞

按弦搓摩

受寒腹痛者推三関運五經二扇門一窩風揉臍及龟尾運八卦

風寒咳嗽

推三関六腑肺經往上一百二十下六捏六轉二扇門二人上馬五經多揉肺俞穴大指根

捏五指節合谷運八卦若痰者多運之捏精靈穴板門天門入虎口若痰湧氣喘者

多捏精靈板門二穴乾咳者退六府氣喘者捏飛經走氣四橫紋

痞結

推三関脾土大腸肺經四橫紋板門精靈二扇門清腎水運五經小橫紋八卦天心

久揉脾土黃蜂入洞赤鳳搖頭

驚癇

推三関六府肺經補脾土揉斗肘捏板門精靈窩風運天心補脾土捏五指節分陰陽

運八卦
揉中指
捏總筋
灸崑崙
補天門入虎口
赤鳳摇頭
按弦搓摩

小兒科推拏直録終